AF305720

LES
MISÈRES DU CORPS

DU MÊME AUTEUR.

———

*Méthode des grands lavages dans le traitement de l'ophtal-
mie purulente.* — Paris, 1895.

*Un cas grave de maladie de Werthof. Traitement, gué-
rison.* — (communiqué à la Société de médecine et
de chirurgie pratique). — Paris, 1896.

*Prophylaxie de la tuberculose par la désinfection méthodi-
que des locaux, devenus vacants.* — Nice, 1899.

Le cacodylate de gaïacol. Étude et essais dans le traitement de la tuberculose. — (Communiqué à l'Académie
de Médecine. — 16 janvier 1900).

Autour des berceaux. Hygiène de la mère et de l'enfant. —
Prophylaxie des maladies de l'enfance. — Société
d'Éditions scientifiques. Paris, 1900.

Rhino-pharyngite typhoïdique. Communication à la
Société de thérapeutique. Février 1901.

LES
MISÈRES DU CORPS

PAR LE

Dr FERNAND BARBARY

Membre correspondant de la Société de thérapeutique,
Membre de la Société de médecine et de chirurgie pratiques,
Membre de la Société d'hygiène de l'enfance, etc.

(NOUVEAUX ESSAIS DE VULGARISATION MÉDICALE)

> « Nous sommes les passants, les foules et les races, »
> « Nous sentons, frissonnants, des souffles sur nos faces »
> « Nous sommes le gouffre agité ; »
> « Nous sommes ce que l'air chasse au vent de son aile, »
> « Nous sommes les flocons de la neige éternelle »
> « Dans l'éternelle obscurité ».
>
> VICTOR HUGO (Les Contemplations).

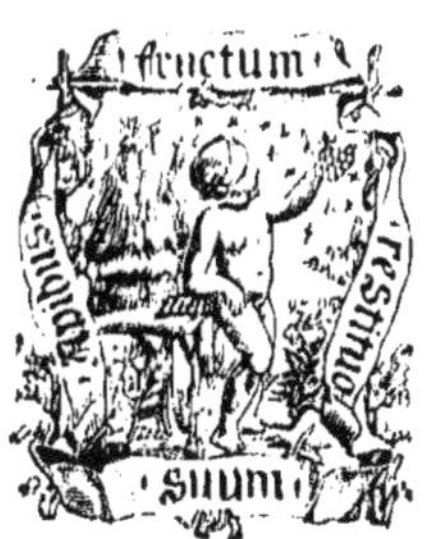

PARIS

SOCIÉTÉ D'ÉDITIONS SCIENTIFIQUES

4, RUE ANTOINE-DUBOIS, 4

PLACE DE L'ÉCOLE DE MÉDECINE

1901

À MON PÈRE

« Nous sommes les passants, les foules et les races,
« Nous sentons, frissonnants, des souffles sur nos faces,
        « Nous sommes le gouffre agité ;
« Nous sommes ce que l'air chasse au vent de son aile,
« Nous sommes les flocons de la neige éternelle
        « Dans l'éternelle obscurité.

VICTOR HUGO. (*Les Contemplations*).

PRÉFACE

—

Mon Cher Confrère,

Vous me demandez une préface pour votre livre *Les misères du Corps*, et j'accepte bien volontiers de présenter au grand public cette œuvre excellente de vulgarisation médicale.

Je crois qu'elle aura du succès parce qu'elle répond à l'un des besoins de l'heure actuelle et parce qu'il y a maintenant des lecteurs en grand nombre, non pas seulement pour les ouvrages de pure imagination, mais encore pour ceux qui apprennent aux hommes à rétrécir l'immense champ de la douleur et de la mort.

Lorsque les questions d'hygiène et de médecine pratique sont présentées, comme vous avez su le faire, sans pédantisme, avec une simplicité pleine de bonhommie, dans la langue soignée d'un écrivain qui est tout à fait du métier, ils savent plaire, et rendent à la société de sérieux services.

Nous reprochons souvent à nos malades d'aggraver leurs tourments moraux et de redoubler leurs alarmes en parcourant des traités de pathologie où, parmi le chaos des mots techniques, ils ne prennent que tout juste de quoi se tourmenter un peu plus sur eux-mêmes. Mais conbien ce que vous leur donnez à lire est meilleur à tous points de vue: tout y est mis à leur portée, tout concourt à les secourir dans leur lutte pour la santé; en bon vulgarisateur, vous vous gardez bien d'étaler un pronostic trop sombre; vous ouvrez toute grande la porte de l'espoir.

Vos silhouettes du neurasthénique, de l'ataxique, du cardiaque, du dyspeptique, du morphinomane, de l'asthmatique, du goutteux sont, mieux que des esquisses, de bons morceaux d'après nature, Chacun pourra s'y reconnaître et y apprendre à quelle cure les hommes les plus compétents donnent la préférence

Vos chapitres groupés sous la rubrique *Les maladies dont on parle, — Ce qu'il en faut savoir*, traitent en termes excellents de sujets beaucoup trop ignorés des mères de famille, alors qu'ils devraient faire partie intégrale de l'éducation dans les pays civilisés.

Et vous avez gardé, pour finir « pour la bonne bouche » comme disaient nos pères, une série de notes plus piquantes, dont la dernière s'intitule de la *Science et du Baiser*. En voilà, j'imagine, assez pour donner envie de vous lire.

Les compliments que je fais à votre livre, mon cher Confrère, sont d'autant plus sincères qu'ils ne sont pas absolument dénués d'égoïsme.

J'ai fait aussi — et depuis beaucoup plus longtemps, étant beaucoup plus vieux que vous — le métier quelquefois ingrat de vulgarisateur et je trouve, s'il faut tout dire, qu'on ne rend pas pleine justice à ceux qui s'en occupent. M. le prof^r Grancher, dans une communication récente à l'Académie de Médecine, parlait des progrès merveilleux réalisés depuis Pasteur, dans la prophylaxie des maladies transmissibles. Il est certain qu'il se fait là toute une révolution dans les mœurs et que la connaissance des microbes, des toxines et des moyens de défense que leur oppose notre organisme, modifiera notre façon de vivre aussi profondément qu'elle put l'être au moment où l'homme s'avisa de se vêtir de peaux de bêtes et de se bâtir des demeures. Un jour viendra où les microbes de la tuberculose, de la pneumonie et de la typhoïde seront aussi rares en Europe que le sont aujourd'hui les lions ou les ours qui jadis y ont prospéré.

En face de cette formidable et superbe besogne, les savants de laboratoire ont besoin d'arriver jusqu'à la conscience des foules ; et pour cela leur est indispensable la collaboration constante des vulgarisateurs, des journalistes médecins qui savent captiver l'attention de gens mal entraînés au langage scientifique, qui savent parler simple et clair, ne donner que l'essentiel et dessiner un schema juste.

Aussi convient-il, à mon sens, de ne point confier la dispersion des idées salutaires à des mains trop profanes, à des à peu près de médecin ; le vulgarisateur doit être, à votre image, mon cher Confrère, un praticien rompu à tout ce qui fait son métier, un érudit instruit de tout ce qui s'imprime ou se dit d'important, un professionnel dans toute l'acception du terme, en même temps qu'un publiciste qui sache se faire écouter.

Il faut encore, à cette époque où la publicité envahit toutes choses, qu'il se fasse un vigoureux devoir de conscience de ne jamais prôner que les trouvailles marquées au véritable coin de l'observation et de l'expérimentation scientifiques.

S'il réunit ces trois ou quatre qualités, ce *vir probus* pourra prendre bon rang parmi les éducateurs des esprits contemporains.

Ce n'est donc pas un compliment banal que je vous fais, mon cher Confrère, en vous félicitant d'avoir écrit les pages qu'on va lire.

MAURICE DE FLEURY.

LES
MISÈRES DU CORPS

I

Silhouettes de Malades

Les Neurasthéniques

« D'où viens-tu ? Je ne sais. Où vas-tu ? Je l'ignore.
» L'homme ainsi parle à l'homme et l'onde au flot sonore,
» Tout va, tout vient, tout meut, tout fuit.
» Parfois nous devenons pâles, hommes et femmes,
» Comme si nous sentions se fermer sur nos âmes,
» La main de la géante nuit.
» CHANTS DU CRÉPUSCULE. »

A l'heure où l'aube naissante ordonne aux êtres le mouvement, alors que tout commence à s'agiter autour de lui, esclave d'une force qui se joue de sa volonté, le neurasthénique sent son corps brisé par une fatigue insurmontable. Le sommeil depuis longtemps a fui sa couche et, dans le calme de la nuit, il songe à l'étrange situation que lui créa son mal inconnu. Le corps n'obéit plus au cerveau qui commande et, seules, les souffrances donnent encore au neurasthénique la notion exacte de sa propre existence.

L'étude précise de la neurasthénie est de date récente. Pendant longtemps elle fut confondue avec nombre de troubles nerveux sous le terme générique « d'état névropathique. » Beard, le premier, décrivit la neurasthénie dans ses publications sur l'épuisement nerveux. Weir Michell, en Amérique, Ziemssen, en Allemagne, donnèrent d'excellentes observations sur la symptomatologie et sur son traitement. En France, Charcot et l'école de la Salpêtrière ont enfin nettement séparé les uns des autres les différents états neurasthéniques. Il convient encore de citer comme auteurs de travaux remarquables sur cette affection : Bloch, Bouveret, Glénard ; Levillain, Mathieu, Maurice de Fleury, etc.

De l'ensemble de toutes nos connaissances actuelles, il résulte qu'il faut attribuer les symptômes neurasthéniques à un trouble intime de la nutrition des éléments nerveux. Il n'y a pas dans la neurasthénie, de lésion organique proprement dite, mais pour employer une expression vulgaire, une « usure » trop rapide des cellules nerveuses. L'équilibre finit par manquer entre l'usure et la réparation des éléments nerveux. Les centres cérébraux supérieurs, le cerveau fatigué, surmené, devient peu à peu incapable de diriger les autres centres secondaires dépendant de la moelle ou du grand sympathique qui commande aux fonctions de relation.

L'hérédité n'entre guère en ligne de compte dans l'étiologie de la neurasthénie. Le neurasthénique ne doit qu'à lui-même, ou plutôt aux exigences de la vie, sa douloureuse maladie. Chaque homme, ici-bas, possède une puissance de penser et d'agir qui lui est propre, mais se renfermer dans l'étroite limite que réclame la raison est l'unique apanage des modestes ou... des sages ! Durant un temps, sagesse et modestie trouvèrent bon accueil sur la terre. Aujourd'hui la modestie est confondue avec la timidité ou pis encore, et les sages eux-mêmes rougissent de passer pour tels.

L'homme n'est pas plus intelligent qu'autrefois, mais il est plus instruit et l'instruction, en augmentant chaque jour le nombre des demi-savants, porte aussi à son apogée un des plus funestes travers de l'humanité : l'ambition. Le génie se fait rare, mais le talent devient commun et, dans le tourbillon de la vie moderne se pressent, se bousculent des êtres également merveilleusement doués pour lutter sans merci. Ce n'est plus seulement pour son amie aux doux yeux que rime le poète, mais aussi et surtout pour des lecteurs qui déclameront ses vers au thé de quatre heures des salons en renom. L'écrivain dont le cœur saigne en des pages vibrantes de cruelles émotions, songe souvent que seules de nombreuses éditions peuvent lui porter renommée et richesse. La médiocrité n'est plus de mode ; aussi la neurasthénie trouve-t-elle de nombreux sujets. Gens d'affaires, hommes politiques, écrivains, tous ceux qui, sur la brèche chaque jour, surexcités, l'esprit en éveil, luttent pour l'avenir, sont menacés de la terrible névrose.

Un des symptômes les plus communs et souvent un symptôme du début, consiste dans ce que les médecins ont nommé la céphalée-neurasthénique. Le neurasthénique sent parfois un casque, un bandeau de fer, peser sur sa tête. D'autres éprouvent une douleur particulière à la nuque, que Charcot appelait la plaque cervicale, ou au bas de la colonne vertébrale, la plaque sacrée. Un vrai martyre éprouvé par le malade est le manque de sommeil constant dans certains cas. Le neurasthénique ressent le matin, au lever, une lassitude plus grande que celle du soir au coucher. Il n'est pas rare de constater chez le neurasthénique des troubles des fonctions digestives, tels que la dyspepsie avec hyper ou hypo-chlorydrie, de la dilatation d'estomac, de la gastro-entérite, etc. L'appareil circulatoire se ressent également parfois des troubles nerveux. Des palpitations sans lésions cardiaques se produisent au moindre prétexte et inquiètent vivement les malades. La fausse angine de poitrine peut enfin frapper d'une très légitime terreur le neurasthénique engoissé. La sensibilité, dans cette affection, paraît atteindre le summum de l'excitation. Du côté de la peau, ce sont des symptômes locaux consistant en fourmillement, en picotement et tics convulsifs. Enfin on a pu signaler, et en de nombreuses observations, chez des neurasthéniques, une extrême acuité du sens magnétique, du sens météorologique et du sens thermique. Sous l'influence néfaste des malaises qui, chaque jour, semble envahir son être, le neurasthénique éprouve un anéantissement profond. Aux yeux de ses amis, de ceux qui le fréquentaient chaque jour, il offre le singulier contraste d'un homme qui, jadis vif, alerte, doué d'une puissance d'assimilation remarquable. est devenu indifférent, apathique. Peu à peu, le neurasthénique fuit le bruit et le mouvement ; le moindre effort est fatigue pour lui. Répondre à une lettre, lire un journal prennent à ses yeux les proportions de travaux pénibles et inutiles.

Le caractère lui-même a changé ; les petites misères, les petits chagrins de chaque jour offrent au neurasthénique l'aspect de tourments insurmontables. Il sera avec le temps irritable, méchant à regret. Le neurasthénique comprend son mal ; parfois, il assaye de réagir, de fouetter sa nature rebelle par des excitations factices. L'alcool, le tabac, l'héter, voire même la morphine ne peuvent lui donner les forces du passé.

Plus de gaieté, plus de désir et, un beau jour, battant des ailes. Cupidon s'enfuit de la demeure d'un si triste compagnon, contre lequel ses flèches s'émoussaient en vain !

En dehors de cas très graves de neurasthénie ancienne et négligée, la maladie a son traitement, et actuellement, il est facile de sortir de cet engourdissement mental qu'est la maladie de Beard. La première condition est d'éloigner le malade du milieu qui le perdit. Une vie calme et simple doit brutalement succéder à une vie agitée et compliquée.

Le traitement médical s'adressera à la fois et à l'état général névropathique du sujet et aux symptômes secondaires localisés à tel ou tel organe. Les douches tièdes, le massage, l'électricité statique ou franklinisation ramènent l'équilibre du système nerveux.

Les troubles cardiaques ou dyspeptiques seront traités en même temps en raison des signes fournis par l'examen du cœur, de l'estomac et des différents viscères. On combattra efficacement l'état d'affaissement du neurasthénique par la noix vomique, le glycéro-phosphate de chaux et surtout par les injections de sérum artificiel. Long est le traitement et il demande de la part du malade, la patience et la volonté en même temps que la plus scrupuleuse obéissance aux conseils du médecin.

La neurasthénie se guérit, mais jusqu'au jour de la guérison, les souffrances sont parfois bien vives. Mieux vaudrait éviter une maladie qui gagne toutes les classes de la société. Elle s'empare des intelligences les plus vives, de ceux qui, aux heures de jeunesse, d'ardeur, se précipitent en braves dans la mêlée ; mais aussi souvent en aveugles.

Chacun de nous, face à face avec lui-même, se dit qu'avec plus de raison, la vie serait plus douce ; mais la vanité ou l'ambition étouffe notre cœur. L'amour-propre se pique au jeu du voisin et nous voulons avoir aussi notre part de jouissance payée bien chèrement.

Trop chercher nuit et cependant peut-être qu'ici bas,

comme là-haut, aux seuls pauvres d'esprit le royaume...
du bonheur est ouvert !

> « Rien ne reste de nous ; notre œuvre est un problème.
> » L'homme, fantôme errant, passe sans laisser même
> Son ombre sur le mur ! »
> » CHANTS DU CRÉPUSCULE ».

*
**

Les cardiaques

Tristesses et joies, souvenir du passé, tourment de l'heure présente, angoisse de l'avenir, tout frappe et retentit sur cet organe mystérieux, le cœur. Drapé dans sa séreuse, il se meut en silence dans sa loge inviolable et son rythme cadencé, marquant les minutes envolées, bat la mesure à notre existence. Pour le cœur jamais de repos et l'on peut dire qu'en moyenne, 70 fois en une minute, son choc frappant la paroi thoracique nous révèle sa présence. Placé sur le torrent circulatoire, il veille sans trêve pour en régulariser le cours.

Condamné à un travail incessant, le cœur est constamment en butte aux troubles qu'entraîne chez lui son extrême sensibilité. Soumis plus qu'aucune autre partie de l'organisme aux impulsions du cerveau, il subit le contrecoup de toutes les impressions extérieures. De fins réseaux nerveux, formant le plexus cardiaque, le relient aux centres cérébraux. La moelle épinière et le bulbe, le fait est démontré aujourd'hui, régissent les mouvements du cœur : « Une commotion cérébro-spinale, les lésions de » la moelle allongée peuvent ralentir ou accélérer le » mouvement cardiaque; cette action peut être reflexe, et

» un grand nombre d'impressions périphériques peuvent
» augmenter ou diminuer l'énergie du cœur. »

Un organe aussi délicat est condamné à bien des vicissitudes. Peut-être est-ce dans cette trop grande délicatesse qu'il faut chercher la raison qui fit du cœur, pour tout le monde, le centre des vives émotions. Muscle creux pour les anatomistes, son rôle fut beaucoup plus poétique aux yeux des amants de l'idéal.

Les cœurs sans lésions pathologiques sont plus rares qu'on ne le croit généralement.

Les malades qui souffrent du cœur, les cardiaques, pour les désigner sous leur nom scientifique, sont très nombreux.

Les cardiaques sont loin de se ressembler. La cause de l'affection, le début, la douleur, l'aspect général sont autant de faits qui les distinguent les uns des autres.

Parmi les cardiaques, beaucoup viennent au monde portant avec eux la lésion morbide, cause de leur souffrance. Ceux-là, victimes d'une malformation congénitale, souffrent dès leur plus tendre enfance. Enfants chétifs et tristes, leurs grands yeux ouverts à la vie, ils ne peuvent, sans en souffrir, se mêler aux jeux de leur âge. Des palpitations violentes, une petite douleur sourde sous le sein gauche, arrêtent souvent leurs accès de gaieté.

Adolescent, le cardiaque est généralement apathique, indolent ; pendant longtemps, de rares symptômes inquiètent son entourage. L'haleine courte, le malade ne peut faire un effort, monter un escalier sans que l'oppression apparaisse. Cet état peut durer sans s'aggraver, surtout si le cardiaque appartient à une classe aisée, si des travaux pénibles ne déterminent pas rapidement chez lui cette dyspnée paroxystique que l'on désigne sous le nom d'asthme cardiaque. L'asthme cardiaque marque la première apparition des souffrances qui accompagnent les lésions de l'orifice mitral.

L'être qui vient au monde avec un cœur parfaitement sain, n'est pas à l'abri du danger. Au cours de la vie, bien grand est le nombre des influences physiques ou morales dont le retentissement détermine, chez les sujets même les plus vigoureux, des lésions du cœur. Certaines maladies agissent secondairement sur le muscle cardiaque et laissent souvent une trace indélébile de leur passage. Entre toutes le rhumatisme paraît être une cause déterminante de maladie telles que l'endocardite et la péricardite. A côté du rhumatisme, prennent place la fièvre typhoïde, la scarlatine et en général toutes les maladies infectieuses.

Aux lésions du cœur proprement dites, se rattache une affection sur laquelle on **a** beaucoup discuté dans ces dernières années, l'artério-sclérose. L'artério-sclérose, un grand mot qui signifie destruction de la tunique moyenne de nos artères. Sur leurs parois se forment des plaques dures calcaires qui, détruisant leur souplesse, les transforment en tubes rigides. Les artères ne possédant plus leur propriété d'élasticité, le sang, dans leur intérieur n'est plus lancé d'une façon saccadée et régulière ; de là des troubles funestes pour la circulation générale et pour le cœur.

Les artères ainsi atteintes donnent au doigt la sensation d'un « tuyau de pipe », suivant l'expression consacrée. L'artério-sclérose est une usure que l'on rencontre chez les êtres fatigués par l'âge ou par les excès. Les excès de plaisirs, de boissons, mais aussi, bien qu'injustement, les veilles, les chagrins, les travaux font brûler la route et doubler l'étape dans la marche de cette vie. On a l'âge de ses artères, a dit un médecin, et rien n'est plus vrai.

Point n'est besoin de tant de motifs, pourtant, pour détraquer notre pauvre cœur. Amour ou haine, chagrin ou plaisir, tout fait écho sur cette petite plaque sensible qui vibre à l'unisson de notre folie ou de notre sagesse. Le cœur vit de notre vie et les névroses cardiaques sont presque toujours attribuables aux névroses de notre esprit. Des luttes de l'existence, souvent bien des cœurs sortent meurtris à jamais augmentant ainsi la classe des « névrosés cardiaques ». Les uns, ardents à la tâche, poursuivirent une idée fixe, forcèrent leur pensée à concevoir quand même, au détriment de leurs nerfs irrités et des secousses de leur cœur.

D'autres, à la joie des plaisirs traînant leur corps, sentirent en leur poitrine des spasmes inconnus, des étreintes douloureuses.

D'autres, infortunés ceux-là, natures sensitives, supportèrent mal les désillusions de chaque jour ou la perte d'un bonheur entrevu. Chercheurs d'inconnu, amoureux des folles joies ou sensitifs incompris, tous éprouvent un jour les symptômes du vide cérébral accompagné d'insomnie, d'angoisses, de palpitations et s'ils échappent à la neurasthénie, l'angine de poitrine, ou la névropathie cérébro cardiaque les guette.

Peu de malades ont l'intuition de leur mal aussi nettement que les cardiaques, peu de malades sont aussi démoralisés qu'eux. De par les rues des villes, de par les chemins des campagnes, ils vont, cardiaques dès l'enfance, cardiaques par lésions acquises ou névrosés cardiaques, anxieux de leur cœur, ce qui a fait dire au poète Baudelaire, si heureusement cité par le professeur Huchard :

> Loin des sépultures célèbres,
> Vers un cimetière isolé,
> Mon cœur comme un tambour voilé
> Va battant des marches funèbres.

Ce qui domine chez de semblables malades, c'est la crainte de la douleur à venir, c'est l'étreinte qui brusquement leur donne la triste sensation de la vie qui s'en va. Dès que le souffle révélateur a fait diagnostiquer au médecin l'affection du cœur, il faut s'occuper du malade.

En dehors des préparations de digitale, de convallaria, de strophantus, spécifiques des lésions valvulaires, en dehors de l'iodure, ce remède merveilleux de l'artério sclérose, en dehors en un mot des prescriptions médicales, l'entourage du cardiaque a un devoir à remplir : s'occuper de l'hygiène physique et morale du sujet.

Tous les climats ne sont pas bons pour les cardiaques. Ils doivent fuir le froid, l'humidité. Les climats secs et par dessus tout les climats favorisés par une température douce et tiède leur sont particulièrement recommandés. Le bleu du ciel se reflète sur l'âme et lui donne l'impression du bien être pur et parfait. Sa nourriture se composera d'aliments sains et légers. Le lait, les œufs, le poisson, les viandes blanches, les légumes frais, devront en former la majeure partie. Point de travaux pénibles, point de contrariétés, tels sont les préceptes à suivre en même temps qu'on cherchera à éloigner du malade sa tristesse constante. Il n'est point, ici bas, de maux qui ne se guérissent avec des soins dévoués, lorsque ces derniers viennent à leur heure, lorsqu'ils sont intelligemment donnés. C'est là ce qu'il faut persuader aux cardiaques, c'est ce dont il faut se pénétrer soi même pour pouvoir leur être utile.

*_**

Les Ataxiques

Le chef branlant, l'œil inquiet, lançant à droite, à gauche ses jambes folles, comme un faucheur lance sa faux, tel s'avance l'ataxique à la recherche... de son équilibre.

Un inséparable bâton soutient son pauvre corps hésitant, et, lorsque fatigué, il s'arrête pour reprendre haleine, on croirait voir en lui un aveugle qui vient de perdre son conducteur fidèle. L'ataxique ainsi rencontré est déjà à une période avancée de la maladie: à la période dite d'incoordination des mouvements.

Ce fut un Français, Duchenne de Boulogne, qui le premier, en 1858, donna une étude complète sur une affection jusqu'alors méconnue, aujourd'hui si commune.

Après le nom de Duchenne de Boulogne, ceux qui pour la France doivent être rappelés en toute justice, sont ceux de Jaccoud, Vulpian et Charcot.

L'ataxie locomotrice se montre de préférence à une certaine époque de la vie, entre trente et quarante-cinq ans; une galanterie du hasard veut que le sexe faible en soit rarement atteint. Par une coïncidence curieuse, on a pu remarquer que les ataxiques avaient souvent les yeux bleus; un médecin très distingué a noté ce fait le plus sérieusement du monde. Les yeux bleus ne sont-ils pas les yeux de douleur?

Les différentes professions sont loin de fournir un égal contingent à l'ataxie locomotrice, la statistique le démontre entièrement.

L'ataxie est plus fréquente chez les individus appartenant aux professions dites libérales: artistes, écrivains, journalistes. Parmi les romanciers et les poètes, bien des névrosés à l'âme trop sensible deviennent des victimes de la terrible maladie. Chercheurs de sensations nouvelles, leur plume est un scalpel au moyen duquel ils dissèquent l'âme humaine. Vibrant à l'unisson de leurs nerfs, leur pensée fouille et scrute le pourquoi des choses. De psychologue, l'écrivain devient un sensitif et le raffinement en fait un névrosé. Quelques natures d'élites peuvent résister: elle sont rares.

Le cerveau, dans ces conceptions, veut franchir les limites de la raison humaine: le corps se détraque à ce jeu.

Affaissé, abattu, l'esprit plein d'hallucinations, le fin psychologue paye, après quelques années, les douces et délicieuses pages que son cerveau enfanta autrefois.

La fatigue célébrale n'est pas l'unique cause à laquelle on a rattaché l'origine de l'ataxie. En vérité, on a tout invoqué, les diathèses, l'herpétisme, l'arthristisme, tout et même... le reste. Si l'étiologie de la maladie appartient encore au pays des hypothèses, il n'en est pas de même de la lésion organique toujours retrouvée dans cette même affection.

L'ataxie détermine « la sclérose des cordons postérieurs de la moelle épinière ». En style clair et simple, cela veut dire destruction d'une partie des tissus qui répondent à la zone de la sensibilité dans la moelle épinière. Notre but étant de donner uniquement quelques renseignements utiles sur une affection aujourd'hui très commune, nous n'avons pas à faire ici une étude approfondie de l'ataxie.

Au début, une période de douleurs fulgurantes ouvre la scène, douleurs lancinantes dans les membres, au tronc, en ceinture. A cette époque apparaît aussi un signe bien connu des médecins: l'absence des réflexes. Nous n'insisterons pas sur tous ces faits, mais ce qui intéresse chacun de nous, c'est le moment où l'ataxique est atteint de ce que l'on a nommé l'incoordination des mouvements.

Le malade a perdu la notion de l'équilibre; il ne sent plus la résistance du sol sous ses pas. Commandez à un ataxique de faire un demi-tour sur lui-même, il tombera; mettez-le au repos, sans appui, le sol se dérobera sous ses pas. Rester immobile est chose impossible pour un tel sujet.

Quelqu'un a dit, avec raison, que « l'immobilité était le plus beau mouvement du soldat. » Ce rapprochement de deux mots aussi disparates paraît cependant très naturel si l'on songe que l'équilibre est sous la dépendance de contractions musculaires voulues.

L'ataxique est-il dans la rue, sur une promenade, la marche devient pour lui un vrai supplice. Chez lui, le mouvement dépasse le but, on ne l'atteint pas: aussi le malade va-t-il les yeux continuellement fixés sur ses pieds dont il règle la direction. Il lance follement ses jambes en avant et en dehors et frappe le sol avec le talon jusqu'au jour où le mal a fait de tels progrès, que la marche et la station debout deviennent impossibles.

S'il est seul, traverser une rue devient une entreprise périlleuse et c'est anxieux qu'il attend le moment propice où les voitures sont loin, très loin. Qui sait si, au milieu de son voyage d'un trottoir à l'autre, il ne sentira pas ses pauvres jambes fléchir sous lui ? Qui sait s'il ne s'abattra pas sur ce sol dont il n'a plus la sensation ?

La raison peut se conserver saine chez l'ataxique durant de longues années. Devenu le grand enfant que l'on porte de son lit à la petite voiture, c'est les yeux grands ouverts sur la vie qu'il assiste chaque jour à la déchéance de son misérable organisme. Bien triste en vérité serait le tableau d'une telle douleur, si les études de ces dernières années, sur le traitement de l'ataxie, ne nous apportaient l'espérance de la guérison. C'est à l'École de la Salpêtrière que revient tout l'honneur des résultats obtenus.

En dehors de la noix vomique, sous toutes ses formes, et des préparations iodurées, nous citerons une médication qui, dès son début, eut de nombreux partisans : la suspension.

La suspension fut mise en honneur par le grand maître Charcot. Le malade est placé au-dessous d'un balancier fixé entre les branches écartées d'un trépied élevé. Aux extrémités du balancier, sont attachés des étriers ou sous-bras, que l'on place sous les aisselles ; son milieu supporte un collier destiné à entourer le cou du patient. Le collier prend ses points d'appui sous la nuque et sous le menton.

Le sujet convenablement placé, une corde, par l'intermédiaire d'une poulie, permet de le soulever légèrement au-dessus du sol : tel un pendu... pour rire. La suspension agit par des tractions indirectes sur le bulbe et sur la moelle épinière. On commence par des séances de deux à trois minutes tous les deux ou trois jours, puis on les renouvelle quotidiennement.

Dans *Notre-Dame de Paris*, un escholier, amoureux de la Esméralda, se voit condamner par les truants à la pendaison. En face de la mort, poète quand même, il vante cette situation du pendu, « unique au monde, dit-il, car il a quitté la terre, se dirige peut-être au ciel et plane entre les deux ».

La suspension se rapproche beaucoup de la pendaison, la douleur en moins.

Les dithyrambes du pauvre clerc sont peut-être par trop flatteurs pour elle, mais cependant la petite opération est très supportable.

Une méthode qui paraît être actuellement un traitement de choix pour lutter contre l'incoordination des mouvements, est l'éducation de la marche.

On apprend de nouveau à l'ataxique à marcher, il redevient maître de la flexion et de l'extension de ses membres inférieurs.

L'équilibre retrouvé donne au malade une assurance nécessaire pour vaquer à ses occupations particulières.

C'est là un magnifique résultat si l'on songe que l'incoordination des mouvements fait de l'ataxique un véritable infirme.

La trépidation obtenue par un fauteuil électrique a été mise en usage dans le traitement de l'ataxie ; les liquides organiques en injections sous-cutanées fournissent également des armes puissantes. La gymnastique méthodique et surtout l'hydrothérapie, les courants continus font également partie de l'arsenal thérapeutique. L'ataxie se soigne et se guérit, voilà qui peut porter du baume au cœur des anxieux. La condition essentielle est ici, au reste, comme dans toutes les affections, de s'attaquer non aux symptômes, mais à la cause du mal. Il faut aller au fond des choses, il faut remonter à la source : c'est à cette minutie de la recherche exacte de l'étiologie que l'École de la Salpêtrière doit d'accomplir parfois des miracles dans le traitement des affections nerveuses.

*
* *

La Chlorose et l'Anémie

Fréquentes dans la première enfance, rares chez l'adulte à moins de circonstances particulières, la chlorose et l'anémie menacent surtout les adolescents, à la période critique de la puberté. C'est dans l'essaim des jeunes que leurs coups portent avec le plus d'assurance, et entre toutes, leurs victimes de prédilection paraissent être les jeunes filles.

Plus nombreuse se fait chaque jour la troupe de ces tristes alanguies qui, transparentes et diaphanes, comme l'héroïne évoquée d'un opéra de Wagner, s'avancent traînant, en leur démarche paresseuse, leur corps souple et délicat. Le teint spécial qui caractérise les malades atteints de chlorose ou d'anémie, a fait donner à ces affections, le nom populaire de maladies des « pâles couleurs ». Cette définition, dans sa simplicité, se rapproche beaucoup de la vérité. La face est pâle comme tout le reste du corps. Cette décoloration des tissus indique bien l'origine même du mal.

La chlorose et l'anémie sont attribuables à des altérations survenues dans les éléments constitutifs du sang. Un grand tort consiste à confondre les deux affections l'une avec l'autre, en raison même de leur apparente communauté d'origine. Si toutes deux ont pour causes des altérations du liquide nourricier de l'économie, encore ces altérations sont-elles de nature absolument différentes. Les unes déterminent exclusivement la chlorose, les autres exclusivement l'anémie ; tels sont des faits dont il faut bien se pénétrer.

Les six litres de sang que possède un organisme normal se composent comme chacun sait, d'une partie liquide, le sérum ou liquor, et d'une partie solide, le cruor. Le cruor renferme deux éléments constitutifs : les globules blancs ou leucocytes et les globules rouges. Les globules rouges sont les seuls qui nous intéressent ici. Au nombre de cinq millions environ par millimètre cube, ils sont formés de matériaux qui permettent nos dépenses et réparent nos pertes. Dans la composition de ces matériaux entrent des sels de potasse, des phosphates et surtout une substance de première importance, l'hémoglobine. L'hémoglobine contient du carbone, de l'hydrogène et du fer.

Cette énumération scientifique, aussi simple que possible, était nécessaire pour faire comprendre ce qu'il faut vraiment entendre par chlorose et par anémie.

La diminution du nombre des globules rouges constitue l'anémie.

Les globules rouges eux-mêmes sont-ils appauvris en hémoglobine, il y a chlorose. Il est facile de comprendre quelle importance on doit attacher à des étiologies si nettement distinctes l'une de l'autre. Le traitement et par suite la guérison en dépendent.

De ces deux maladies, l'une, la chlorose, atteint de préférence la jeune fille. Sans vouloir insister ici, il n'est inconnu de personne que chez la femme, l'adolescence est entourée de bien des difficultés. Ce n'est qu'après une mue pénible que la chrysalide devient papillon. A cette période de son existence, la femme se transforme entièrement.

Certains tempéraments supportent, sans trop en souffrir, les troubles qu'entraîne la puberté chez les jeunes filles ; mais souvent aussi, le travail intime qui se produit dans l'organisme, retentit sur le système nerveux. L'esprit inquiet, en proie à des rêveries, à des pensées nouvelles, la jeune fille assiste, à demi-consciente, aux phénomènes qui se succèdent dans l'évolution de son être.

La tristesse s'empare de ces natures sans défense ; l'appétit perdu, la jeune fille ne répare plus, par une alimentation suffisante, les dépenses de chaque jour. Les troubles digestifs entrainent eux-mêmes une assimilation incomplète ; de là l'usure rapide de l'hémoglobine, sa disparition progressive, la chlorose en un mot. Affection légère au début, la chlorose peut avoir rapidement de graves conséquences.

Si la chlorose semble atteindre de préférence les jeunes filles, l'anémie, sa sœur jumelle, frappe indistinctement tous les organismes dont les moyens de défense sont insuffisants. L'enfant, la femme, le vieillard, l'homme adulte dans certaines conditions, en sont également menacés. Elle revêt des formes multiples. L'anémie aiguë, l'anémie pernicieuse, l'anémie des mineurs sont les noms par lesquels les médecins les distinguent les unes des autres.

Dans la première enfance, des troubles digestifs résultant d'une alimentation vicieuse, sont la cause d'une forme d'anémie grave et persistante chez le nourrisson. Dans la seconde enfance, une mauvaise hygiène entraîne souvent l'anémie dans les milieux pauvres. Chez l'adolescent, le surmenage scolaire a beaucoup été incriminé dans ces dernières années, souvent avec raison. Au reste, à quoi n'a-t-on pas rapporté l'anémie ? L'anémie pernicieuse, en particulier, qui atteint l'enfant comme l'adulte, a une étiologie des plus obscures. On a décrit un agent infectieux qui serait le coupable en détruisant, par les toxines qu'il sécrète, les globules sanguins. Certaines diathèses, et parmi elles le rachitisme en particulier, prédisposent à l'anémie ; enfin, la plupart des états morbides prolongés tels que la typhoïde, la scarlatine, la grippe, les lésions pulmonaires entraînent une destruction considérable et rapide des globules sanguins. De l'anémie des mineurs, nous ne dirons qu'un mot, c'est qu'elle est due à un parasite, l'ankylostome. Il vit dans les terrains humides des galeries souterraines. Les aliments, un objet quelconque laissé un moment à terre et portés ensuite à la bouche, lui servent de véhicule pour arriver jusqu'à l'intestin grêle, lieu de résidence de l'ankylostome duodénal.

Les symptômes de l'anémie et de la chlorose revêtent presque toujours le même aspect. La décoloration de la peau et des muqueuses est un signe caractéristique et constant. Le visage le plus pur présente bientôt une teinte blanc de cire. Adieu les jolies couleurs des bébés roses et le carmin des lèvres et le carmin des joues. Sous les tissus jadis vivifiés, ne circule plus qu'un liquide dépourvu de ses éléments utiles.

L'anémique, le chlorotique, se sent envahi par un mal inconnu qui l'accable ; le moindre travail lui paraît au-dessus de ses forces, tout lui est à charge. Dès cette période, il faut enrayer la marche de la maladie par une médication énergique, si l'on veut éviter les complications qui rapidement se produisent. Des vertiges, des troubles de la digestion et de la respiration viennent aggraver l'état général du malade. Au cou, sur le trajet d'une grosse veine, la jugulaire, le médecin entend un bourdonnement sourd, diffus, d'un ton grave. Laennec comparait ce souffle au bruit de la mer, ou mieux au murmure que l'on entend en appliquant à l'oreille l'orifice d'un coquillage. Ce souffle particulier à l'anémie et surtout à la chlorose, a été surnommé bruit de diable, par analogie au bruit produit par un jouet d'enfant très populaire autrefois.

Le traitement de l'anémie et de la chlorose doit être, avant tout, dirigé contre les causes même de ces affections. Laissant de côté ces formes d'anémie accidentelles et graves qui nécessitent les transfusions sanguines ou les injections de sérums artificiels, on peut dire que la guérison couronne presque toujours les soins donnés aux malades.

La définition de la chlorose par Trousseau en indique nettement le traitement. C'est, dit il, une imperfection d'évolution organique qui se manifeste au moment de la puberté, retentit sur la vie utérine, etc. Remplacer les éléments disparus des globules sanguins, aider la nature à reprendre ses droits, telles sont les deux conditions essentielles du traitement. Dans l'anémie, il est urgent d'attaquer la diathèse ou la lésion organique qui préparaient un terrain favorable.

On recommendera la vie au grand air et, en particulier, le séjour des montagnes. On choisira une nourriture saine, abondante et surtout en rapport avec la digestion du malade.

Les distractions sont des auxiliaires qu'il ne faut pas négliger, le moral tenant une grande place dans la vie de chaque jour. L'hydrothérapie sous forme de douches en jets tièdes, puis progressivement froides, ont été souvent suivies de succès. Les quelques indications que nous venons d'énumérer rapidement se rattachent surtout à l'état général du sujet. Le véritable agent thérapeutique, c'est le fer.

En dehors de cas spéciaux dans lesquels les préparations arsenicales jouissent d'une réputation méritée, le fer est le médicament par excellence dans la chlorose et dans l'anémie. Toutefois, il importe de faire choix d'une préparation assimilable et... elles ne le sont pas toutes. En thérapeutique comme en bien d'autres choses, la façon de donner vaut mieux que ce qu'on donne.

***

Les Dyspeptiques.

« Dis-moi comment tu digères,
« Je te dirai qui tu es ! »

Sur la table richement servie, devant laquelle le hasard d'une invitation le fait asseoir, le dyspeptique voit défiler, yeux ouverts et bouche close, tous les mets succulents dont il se prive à regret. Saveur des sauces savantes, douce chaleur des vins exquis sont autant de mirages trompeurs pour un estomac soumis aux rigueurs d'un régime. Gastrites, dyspepsies, dilatation d'estomac, ainsi se nomment les affections dont souffre toute une classe de malades... les dyspeptiques.

Les gastrites aiguës sont rares, en raison de leur cause presque toujours accidentelle. La misère physiologique, une mauvaise hygiène, des écarts de régime, peuvent entraîner une gastrite aiguë; mais, dans la majorité des cas, les gastrites aiguës sont des gastrites toxiques. L'acide arsénieux, le phosphore, les sels d'argent sont autant d'agents d'altération de la muqueuse stomacale.

Par contre, très fréquente, la gastrite chronique est l'apanage mérité des disciples de Bacchus et de Gargantua. En des agapes joyeuses, ils burent les crûs fameux dont les flacons poussiéreux trahissent la vétusté, ou, gros mangeurs, se firent gloire d'absorber force victuailles. La gastrite chronique recrute ses sujets dans tous les rangs de la société. L'estomac s'altère aussi bien aux petites tables du restaurant à la mode que chez le marchand de vins du coin. L'habitué des fins repas a la prétention d'être plus gourmet que gourmand. Les mets et les liquides qu'il choisit habilement et paye largement ne fatiguent qu'à la longue son estomac... affaire de temps, voilà tout. Sur le pauvre diable, les boissons frelatées frappent à coups plus sûrs. Sous le fameux quinquet du cabaret ou de l'assommoir, les liquides absorbés appellent les liquides. L'alcool fait taire la faim, donne au cerveau des visions d'espérance en des jours meilleurs. Ainsi, se propagent au sein des faubourgs, les ravages de la gastrite alcoolique.

La gastrite alcoolique est une des premières phases de l'intoxication des buveurs. Chaque matin, au réveil, la pituite leur donne le remords des excès de la veille, sans les en corriger.

Si les malades atteints de gastrite chronique peuvent se frapper la poitrine et faire leur *mea culpa*, il n'en est pas de même de bien des gens qui souffrent de certains états pathologiques de l'estomac. tels que les dyspepsies — la dilatation d'estomac.

Le dyspeptique est, en général, un homme surmené par des occupations journalières, des préoccupations constantes.

Il se met à table à des heures irrégulières, et sa nourriture, prise à la hâte, est avalée après une mastication
incomplète. L'estomac se fatigue peu à peu à ce surcroît
de travail : la muqueuse s'altère, les sécrétions deviennent
incomplètes, la dyspepsie se déclare. En dehors d'une
maladie générale ou d'une lésion d'un organe éloigné, la
dyspepsie est liée au fonctionnement de l'estomac. « Tel
« individu, qui a pris l'habitude de stimuler les contrac-
« tions de son estomac et d'en exciter la sécrétion au
« moyen de mets épicés ou de boissons alcooliques,
« digèrera mal et aura de la dyspepsie le jour où il ces-
« sera brusquement ce régime excitant; de même aussi,
« ce régime excitant indéfiniment prolongé, finira par lui
« donner non seulement la dyspepsie, mais du catarrhe
« stomacal, de la gastrite ».

Les journalistes, les employés de commerce, les médecins, tous gens affairés sont tributaires de la dyspepsie.

L'une de nos célébrités médicales les plus en vue, professeur à la Falculté de Paris, est un dyspeptique avéré.
Or, ironie du sort! le maître s'est consacré depuis longtemps au traitement des affections du tube digestif. Grave,
comme il convient, il distribue les régimes les plus sévères à tous les dyspeptiques de la terre, de passage dans
son temple scientifique. Seul, il s'oublie dans sa large distribution de cures merveilleuses. La raison est qu'acca-
paré par ses nombreux malades, il n'a pas le loisir de
songer à lui-même. Son affection le fit spécialiste; la renommée lui enlève le temps de se guérir !

On a proposé bien des classifications des causes diffé-rentes de la dyspepsie. Tour à tour, elle fut regardée comme une névrose, comme une affection chronique des glandes de l'estomac. On a admis des dyspepsies glandu-laires, muqueuses, névro-vasculaires, etc., etc. Le chi-misme stomacal, bien connu aujourd'hui, et étudié en particulier par les professeurs Hayem et Bouchard, a per-mis de différencier les dyspepsies en dyspepsies par chlorhydrie et en dyspepsies par hypochlorhydrie. Dans toute dyspepsie, il est de pratique courante d'examiner au préalable le suc gastrique. On fait faire, dans ce but, le matin à jeun, un repas spécial, dit d'épreuve, sur lequel porte l'analyse. Le résultat des recherches indique de l'hyperchlorydrie, augmentation d'acidité du suc gastri-que, ou de l'hypochlorhydrie, diminution de cette même acidité. Les chiffres obtenus indiquent la marche du trai-tement.

Aux dyspepsies, est liée, dans la majorité des cas, la di-latation d'estomac. La tunique musculeuse de l'estomac a perdu, en partie, son irritabilité musculaire ; il y a, suivant l'expression médicale, asthénie musculaire. L'organe est distendu par les gaz et surtout par les liquides. La dilata-tion d'estomac accompagne également beaucoup de mala-dies générales, lésions du foie, du rein, de l'utérus, etc.

On voit combien est délicat cet acte physiologique que l'on nomme la digestion. La régularité absolue dans les repas, la sobriété dans l'alimentation solide et liquide forment la base de l'hygiène de l'estomac. Une habitude à donner aux enfants est de manger lentement..., de faire usage de ses dents. Aux adultes, assez malheureux pour ne pouvoir s'énorgueillir d'une double rangée de dents saines et bonnes, nous conseillons l'usage des pièces dentaires. La mastication, premier acte de la digestion, est d'une utilité absolue. La ptialine, que seule renferme la salive, produit déjà une importante modification sur le bol alimentaire bien disséqué par les dents.

Aux dyspeptiques par hyperchlorhydrie, les médecins conseillent les alcalins qui neutralisent l'excès d'acidité restant après la digestion des albuminoïdes.

Dans des cas graves, il est nécessaire parfois d'employer les lavages de l'estomac. Un entonnoir de verre et un long tube de caoutchouc constituent l'appareil de Faucher. Basé sur les applications du siphon, en physique, il permet un lavage facile de l'organe malade.

Aux hypochlorhydriques on ordonne, par contre, les acides, les limonades chlorhydriques, les préparations de pepsines, etc. ; aux dilatés, le régime sec, presque absolu, pendant les repas. Dans tous les cas, on combat les fermentations anormales par l'antisepsie intestinale, le naphtol, le salicylate de magnésie. Enfin, le dyspeptique suivra exactement les prescriptions générales de son médecin habituel. Celui-ci, mieux que tout autre, sera à même de modifier le traitement en raison du tempérament du malade : arthritique, rhumatisant, herpétique, goutteux. Le lait et les préparations de laits fermentés, le kéfir, en particulier, fourniront à tous les dyspeptiques des moyens faciles et sûrs de réparer leurs forces.

Pour bien se porter, dût Brillat Savarin en frémir dans sa tombe! il faut savoir manger lentement, peu et... simplement.

*_**

Les Dilatés de l'estomac. — Les Intoxications
intestinales.

Sur la fin du repas, la face colorée par une rougeur subite, les flancs comprimés dans les vêtements qui lui paraissent trop étroits, le dilaté de l'estomac, envahi par un malaise général, se sent à nouveau irritable et inquiet.

La dilatation de l'estomac, longtemps incomprise, est une des maladies dont la science moderne a su définir le type bien particulier.

Il faut remonter jusqu'en 1833, avec Duplay, pour re trouver une observation, au reste incomplète, de symptômes propres à la dilatation. Les études de Cruveiller, en 1852, de Kusmaul, en 1869, de Pendzoldt, en 1875, ont également fait connaître cette affection.

C'est aux maîtres contemporains que l'on doit surtout d'avoir décrit le vrai caractère d'une maladie, dont les manifestations revêtent les formes les plus variées.

Le 13 juin 1884, dans un remarquable mémoire à la Société des Hôpitaux de Paris, le professeur Bouchard a mis en lumière la fréquence de la dilatation d'estomac, ses symptômes conséquences.

Par la suite, le professeur Hayem, dans ses recherches

sur le chimisme stomacal ; les professeurs Germain Sée, Mathieu, Debove, Remond-Bouveret, en France ; Rosenbach, en Allemagne, ont puissamment contribué à l'étude de son étiologie et de son traitement.

D'une façon générale, on regarde comme dilaté tout estomac dont les dimensions sont devenues telles qu'il affecte des rapports anormaux avec la paroi abdominale et les organes voisins. En outre, la palpitation peut faire naître des bruits de liquide particuliers, connus sous le nom de clapotage.

Multiples sont les causes de la dilatation d'estomac. En première ligne, il faut citer les obstacles mécaniques s'opposant au passage des aliments dans l'intestin. L'orifice par lequel l'estomac s'abouche avec l'intestin grêle, se nomme le pylore : tout rétrécissement du pylore ou toute lésion organique, tumeur, etc., de cet orifice, entraînera rapidement une dilatation. L'organe ne pouvant pas se débarrasser de son contenu, il y a accumulation des matières ingérées, fermentation de ces matières, formation de gaz et distension des parois. C'est la dilatation par obstacle mécanique.

A côté de cette cause rare, en somme, il faut placer l'étiologie la plus commune de la dilatation : l'atonie de l'estomac.

L'atonie se montre dans deux classes d'individus : chez les nerveux et chez les gros mangeurs ou grands buveurs. La dilatation des nerveux ou forme névro-motrice se caractérise par des contractions spasmodiques de la paroi : à la longue, les fibres de la tunique musculaire n'ont plus la force nécessaire pour se contracter indéfiniment, elles ne réagissent plus et l'atonie succède à la phase spasmodique.

La surcharge alimentaire des amants de la bonne chère aboutit au même but. Durant des heures, assis devant une table largement pourvue, les gourmets savourent les mets savamment préparés et les vins au bouquet capiteux. La tunique musculaire est surmenée, fatiguée par un travail incessant et, peu à peu, perdant les propriétés d'élasticité nécessaire, incapable de réagir, elle se distend, et la dilatation par atonie est créée de toutes pièces.

Le corset, contre lequel on ne cesse de batailler avec justice dans ces derniers temps, entraîne souvent l'atonie, et, partant, une dilatation secondaire.

Ce très doux instrument de torture provoque les déplacements les plus graves des organes de l'abdomen et en particulier de l'estomac. Les belles coquettes y perdent leur santé et l'esthétique n'y gagne rien. A quel artiste viendrait l'idée de représenter Vénus en taille de guêpe !

La marche de la dilatation d'estomac est lente, progressive.

Dès qu'elle est établie, elle se manifeste par des symptômes très nets.

Le dilaté qui, l'instant d'avant, s'était mis à table avec appétit, sur la fin du repas, sent son estomac ballonné, tendu. La digestion est pénible, des maux de tête se font

sentir ; la face peu à peu apparaît légèrement conges
tionnée.

Deux ou trois heures après le déjeuner de midi, le
malade étant étendu, on détermine facilement, dans la
région de l'estomac dilaté par la percussion et la palpa
tion, un bruit dû à du liquide et des gaz — le clapotage.

Le véritable examen de la dilatation se fait à jeun.

A ce moment, les parois de l'estomac sont accolées l'une
à l'autre, comme les feuillets d'un tablier replié.

Le professeur Bouchard conseille alors de faire avaler
un tiers de verre d'eau au malade. Chez un dilaté, cette
simple charge de liquide suffit à faire retomber le bord
inférieur de l'estomac jusqu'à l'ombilic et l'on perçoit
facilement le clapotage.

L'épreuve de Bouchard est le signe pathognomonique
de la maladie.

L'exploration par la sonde — l'examen chimique du
contenu de l'estomac fournissent encore, dans bien des
cas, d'utiles renseignements.

Au premier abord, on serait tenté de prendre la dilatation d'estomac pour une affection bénigne. Peu de maladies cependant entraînent des désordres aussi graves et
d'allures aussi variées.

L'organisme tout entier se ressent des troubles du tube
digestif. Dans ces dernières années, on a su mettre au
point une question jusqu'alors demeurée bien obscure:
l'intoxication généralisée, ou auto-intoxication, résultant
non pas seulement de la mauvaise nourriture, mais bien

plus encore de mauvaises digestions. Les accidents multiples observés dans la dilatation, représentent un type parfait de ces formes d'empoisonnements lents, insidieux et partant très graves. Il se fait, chez les dilatés, une absorption des produits de fermentation analogues aux ptomaïnes que le professeur Gautier, de Paris, a découvertes sur le cadavre.

Ces connaissances acquises ont permis de comprendre facilement l'état de dépression morale et physique du dilaté.

Au réveil, abattu, las, le malade devient chaque jour davantage, inquiet et irritable ; il souffre de maux de tête, de névralgies. La nuit, des phases d'insomnie succèdent à des phases d'un sommeil lourd, agité de cauchemars pénibles.

Des troubles de la vue, des engourdissements passagers des membres, ouvrent la scène des accidents nerveux auxquels peuvent faire suite de la paresse pour le travail, de l'embarras de la parole et le vertige, dit vertige stomacal.

Les troubles cardiaques sont des plus fréquents et peuvent revêtir un caractère d'exceptionnelle gravité. Après le repas, les palpitations ne sont pas rares ; on constate parfois de véritables accès de tachycardie ou battements extrêmement rapides. Dans d'autres cas, c'est un ralentissement du pouls qui se manifeste très fréquemment. Entre tous les accidents cardiaques, le plus pénible est, certes, la pseudo-angine de poitrine qui, sans avoir le danger de la véritable engor pectoris, en a du moins l'allure alarmante et douloureuse. Le Prof' Potain, qui a poursuivi de minutieuses recherches sur les troubles cardiaques d'origine gastrique, leur assigne « comme point « de départ, une excitation réflexe partie de l'estomac et « les assimile, au point de vue pathogénique, aux accidents « du même genre qui s'observent dans quelques états hé- « patiques. Le point de départ du réflexe serait l'excita- « tion du pneumo-gastrique stomacal, qui peut agir sur le « cœur seul, par l'intermédiaire de ces propres filets, ou « sur le poumon et le cœur, par l'intermédiaire des filets « vaso-constricteurs provenant du grand sympathique ». (Hayem et Lyon, *Nouveau Traité de Médecine*, 1897).

Du côté de l'appareil respiratoire, on observe également de la toux, de la dyspnée et même un véritable asthme. Ces phénomènes sont attribuables, en partie, à la distension de l'estomac et au refoulement du diaphragme ; en partie aussi, à un réflexe nerveux.

Le foie est facilement congestionné dans la dilatation : cette congestion qui, parfois, a pu, par refoulement, chas ser le rein droit de sa loge, s'accompagne d'ictère. Enfin du côté de la peau, on a signalé de l'acné, du pityriasis, de l'eczéma. Du côté des urines, on rencontre aussi du sucre, de l'albumine, de l'azoturie.

On le voit, l'intoxication secondaire aux fermentations anormales de la dilatation d'estomac retentit dans tout l'organisme. L'état général ne tarde pas à se ressentir lui-même de cette intoxication.

Le malade maigrit, devient faible. Il présente en outre certains stigmates particuliers, tels qu'une tuméfaction de la première et de la seconde phalange des doigts, de l'articulation du poignet, etc.

Au début, le traitement de la dilatation d'estomac est des plus simples. Une nourriture légère bien appropriée, une bonne et longue mastication peuvent faire disparaître les premiers accidents.

Dans la suite, la thérapeutique réclame un régime des plus sévères. Le matin un déjeuner léger, des œufs, de la confiture sans aucun liquide.

Aux grands repas, une diminution absolue de la quantité des boissons. Un verre et demi, jamais plus, de vin blanc ou de bière coupée d'eau, et de préférence l'eau pure.

Comme aliments, des viandes blanches très cuites ou rouges grillées, des légumes en purée, des fruits cuits, du pain sans mie.

Le soir, un très petit repas.

En dehors du régime alimentaire, il conviendra de pratiquer une asepsie journalière et complète du tube digestif. Cette médication est facilement obtenue au moyen de grands lavages du rectum. Le naphtol, les poudres laxatives, à base de soufre, permettront une bonne antiseptie du tube digestif.

Dans les dilatations anciennes, il sera utile, parfois, d'essayer quelques lavages de l'estomac.

La plupart des dilatations jeunes s'accompagnent d'hyperchlorhydrie et de gastrite hyperpeptique : les alcalins en pareil cas, rendront de grands services. Par contre, dans certaines formes à évolution lente, on a pu constater de l'hypochlorhydrie ; les solutions chlorhydriques re donneront alors au suc gastrique l'élément qui lui manquait. Le Prof' Bouchard attache une énorme importance à cette anachlorhydrie d'une variété de dilatation. Il admet « que les dilatés secrètent un suc peu riche, en acide « chlorhydrique et incapable de s'opposer aux actes fer- « mentescibles anormaux engendrés par les ferments fi- « gurés ».

Les auteurs, enfin, semblent d'accord pour admettre qu'en raison de la déchéance organique dont elle est la cause, la dilatation d'estomac rend l'organisme plus vulnérable aux affections telles que la tuberculose, la fièvre typhoïde.

La dilatation d'estomac fait partie maintenant du cadre classique des entités morbides bien connues, bien étudiées et très guérissables.

Nous devons savoir gré à la médecine d'avoir fait le jour sur une maladie, d'apparence insignifiante ; mais qu'accompagne un cortège de complications des plus disparates et des plus funestes.

* *

Les Épileptiques.

Dans la rue tandis que vont et viennent les passants, un cri a retenti, cri de détresse, d'angoisse ; on se retourne, on accourt ; mais déjà, comme foudroyé, l'épileptique a roulé à terre.

En des convulsions brusques, le corps tressaute sur le pavé ; alors, qu'ayant perdu connaissance, le malheureux se heurte, se déchire aux objets qui l'entourent.

Au début de l'attaque, une pâleur mortelle se répand sur le visage, et les muscles du corps tout entier, du cou, du thorax, des membres, sont entrés en contraction. Les mains renversées, les pouces fléchis sous les doigts, l'épileptique, durant vingt à trente secondes, demeure étendu, tétanisé par un spasme violent.

A cette première période de la grande attaque épileptiforme, fait suite une période de convulsions cloniques, consistant en secousses de plus en plus rapprochées qui agitent les membres et le tronc de soubresauts saccadés. A ce moment, la respiration est bruyante et pénible, le cœur agité de palpitations : de la pâleur du début, il ne reste aucune trace à la face qui, maintenant congestionnée, grimace, agitée de tics successifs. Les yeux roulent dans l'orbite et les lèvres entr'ouvertes, souillées d'une salive rosée de sang, laissent voir la langue pendante et mordue entre les dents grinçantes. Une, deux minutes, dure cette seconde phase de l'attaque épileptique.

Un calme apparent succède aux convulsions ; une atonie complète a remplacé la rigidité musculaire. Les membres sont souples et le malade, abattu, brisé, demeure plongé dans un demi-sommeil dont il sortira hébété, inconscient de ce qui s'est passé.

De tout temps, l'épilepsie parut aux yeux des hommes un mal étrange, tenant du prodige. Les anciens se sentaient émus d'une sainte terreur en présence d'un malade atteint du « morbus sacer ». Pour une attaque d'épilepsie, les Romains suspendaient les comices. La superstition traverse les âges ; et des simples, avec épouvante, fuient encore de nos jours un misérable, victime du « haut « mal » ou mal de « Saint-Jean » !

L'épilepsie est héréditaire ; cette cruelle constatation ne fait aucun doute.

Tous les dégénérés, tous les affaiblis par des affections chroniques : tuberculose, alcoolisme, morphinomanie, etc. le reste, peuvent engendrer des épileptiques. Les travaux de Charcot, sur l'hérédité nerveuse, ont montré le rôle prépondérant des ascendants dans l'épilepsie. Moreau, de Tours. Voisin, Lasègue, ont fait de remarquables travaux sur cette même étiologie.

Deux aliénistes distingués, Bourneville et Féré, ont attribué une grande importance à la consanguinité dans l'hérédité morbide des épileptiques. La tare héréditaire n'apparaît pas toujours immédiatement chez le descendant ; parfois, elle ne se montre qu'à un âge avancé ; parfois aussi, des causes accidentelles lui donnent un réveil brutal. La puberté, la dysménorrhée, la ménopause, la grossesse ont été incriminées. L'alcoolisme, entre tous, est un provocateur puissant.

En dehors de l'épilepsie vraie, héréditaire, que nous décrivons ici à grands traits, il existe divers états pathologiques donnant naissance à des crises épileptiformes secondaires.

Brown-Séquard a créé une épilepsie expérimentale chez les cobayes, par des sections de la moelle. Ces expériences de laboratoire démontrèrent la possibilité d'une épilepsie acquise. « Il paraît exister, dit le docteur André, dans « son traité des maladies nerveuses, de véritables zônes « épileptogènes ; on voit l'attaque éclater à la suite de « plaies nerveuses : les névromes, certaines névralgies du « trijumeau, agissent de même ».

Des irritations du sympathique abdominal ont pu donner lieu à des crises épileptiformes. Il est bon de savoir que la présence de vers, et particulièrement du tænia, ont provoqué l'attaque. Emotions, frayeurs, ont donné lieu aussi à des formes passagères d'épilepsie : Vénus la blonde, elle-même, n'entend-elle pas parfois à ses oreilles les plaintes ingrates et tardives de favoris, devenus épileptiques pour avoir trop souvent obéi à ses charmes ?

Les premières attaques se produisent souvent pendant

la nuit. Ce fait, sur lequel les auteurs ont insisté, est intéressant à combattre. Tel tributaire de l'épilepsie qui, le soir, s'est *couché fort à son aise* dans son lit, peut, au milieu de la nuit, se réveiller désagréablement sur le tapis de la chambre, les membres endoloris et contus. Pour tous, un rêve est l'unique cause de ce déplacement inattendu : le médecin, lui, se montre plus circonspect. L'embarras de la parole chez le malade, la langue mordue font vite songer à la possibilité d'une attaque d'épilepsie nocturne.

L'épilepsie ne consiste pas toujours en une grande et bruyante attaque, telle que nous l'avons retracée en tête de notre article. A côté du « grand mal ». ainsi désigne-t-on l'épilepsie commune, il existe aussi le « petit mal ». Le petit mal est une sorte d'épilepsie atténuée; il consiste en vertiges et délires. Le malade, brusquement, perd connaissance, revient vite à lui-même, demeure un peu hébété, puis se réveille complétement. Chez un autre, on remarque des périodes d'absences, de l'hésitation dans la pensée

« Celui qui est atteint d'absences, dit le prof' Dieulafoi.
« éprouve, à son insu, une suspension subite de l'idéation ;
« il interromp sa lecture ou sa conversation, il devient
« pâle, il a quelques mouvements de mâchonnement, son
« regard est fixé et hébété, puis deux, trois secondes
« après, il reprend sa conversation ».

Pour combattre une affection aussi sombre, la science utilisait les calmants habituels du système nerveux. En dehors des règles d'hygiène, appropriées à la nature de l'individu, les douches, l'opium et surtout le bromure, composaient l'arsenal thérapeutique. Tout récemment, Kothe, en Allemagne (*Neurologr Centralblat*), vantait les bromures et un composé bromé, la bromipine. Ce qu'il allait établir pour obtenir un traitement efficace de l'affection, c'étaient les phénomènes physiologiques mêmes de la crise épileptiforme. C'est ce qu'a fait le Dr Maurice de Fleury.

Il a constaté que, conformément aux opinions de Féré, les épileptiques présentaient, en général, un certain degré de misère physiologique. A l'approche des attaques, la pression artérielle s'élève en général, et cette hypertention peut faire prophétiser la crise. Le pouls capillaire donne des indications analogues. La force dynamométrique s'exagère également dans la période précomitiale. La sensibilité devient plus fine. A la suite de l'attaque, les phénomènes inverses se produisent. L'attaque, suivant une comparaison de Féré, agit sur le sang comme une saignée.

Le nombre des hématies et la proportion d'hémoglobine du sang diminuent. A mesure que le malade se remet de sa crise, ses globules se reconstituent plus vite que l'hémoglobine. Ces diverses modifications peuvent s'observer, non seulement pour les grandes attaques, mais même pour des équivalents purement psychiques de l'épilepsie, comme les crises de colère, par exemple. Dans quelques cas, la force dynamométrique ne présente les oscillation caractéristiques que pour une seule des mains. Ces cas semblent indiquer une lésion cérébrale, et sont généralement plus rebelles au traitement.

Le bromure de potassium agit sur la tension artérielle, la force dynamométrique, l'état du sang, l'activité de la nutrition, dans le même sens qu'une attaque épileptique, mais avec une brutalité beaucoup moindre. Il faut, alors, lui associer une médication tonique et excitante, qui permet d'obtenir les effets heureux du bromure avec des doses beaucoup moindres.

Ce sont surtout les injections hypodermiques de sérum artificiel à petites doses que M. Maurice de Fleury recommande particulièrement à ce point de vue. On peut employer aussi les douches, l'étincelle électrique, les bains d'air et de lumière, l'ozone, l'oxygène, etc.

On doit savoir gré à M. Maurice de Fleury d'avoir, avec persévérance, approfondi la véritable nature de l'épilepsie. Le traitement méthodique, le seul positif et, partant rationnel, puisqu'il est basé sur l'expérience, permet de faire envisager cette maladie avec moins de crainte.

A quiconque se trouve mis brusquement en présence d'une attaque d'épilepsie, il convient de recommander le sang-froid. Trop souvent, il est donné de voir des gens craintifs ou simplement curieux, laisser se débattre sans lui porter secours, un épileptique. Il faut avant tout, desserrer les vêtements et garantir le pauvre inconscient contre les blessures qu'il peut se faire. Combien d'épileptiques, au réveil de la crise, ont le visage déchiré, ensanglanté !

Le pronostic de l'épilepsie est toujours très grave. Les deux formes « grand mal » et « petit mal » conduisent fatalement à la déchéance morale et physique de l'individu : elles aboutissent aussi à la démence. C'est dans la sombre histoire des épileptiques que l'on rencontre en foule ces malheureux qui, martyrs de leur affection, sont déclarés inconscients d'actes monstrueux, accomplis dans une crise d'aberration mentale. L'épileptique, devenu dément, est atteint des pires manies. Homicide, incendiaire ou satyre, on ne peut que le plaindre : car, la raison a fui de son cerveau. Les actes les plus étranges, comme les plus criminels, sont imputables aux épileptiques. Sous l'influence de la manie ambulatoire, certains d'entre eux ont accompli des trajets extraordinaires, bien étonnés, la crise passée, de se trouver si loin de leur demeure. Ici, se pose le terrible problème de la responsabilité humaine. L'inconscience du fait, le meurtre accompli, correspond-elle toujours avec l'inconscience de l'acte, au moment où le criminel frappait sa victime ? De la raison à la folie, il n'y a qu'un pas ; bien présomptueux est celui qui prétend donner des limites exactes à l'humaine sagesse.

L'Opium.   La Morphine et les Morphinomanes.

« Opium, ô divin opium, toi qui nous caresse et nous berce, sois béni » !   Ainsi s'exprimait, en tête d'un ouvrage charmant, un doux poète, mort depuis... morphinomane.

Un écrivain contemporain, fort goûté pour ses récits d'Orient, s'est montré, dans un livre intitulé : l'*Opium*, beaucoup moins flatteur envers le puissant narcotique. Dans une série de tableaux, s'il nous décrit le pays charmant du rêve qu'habite, en son sommeil, le fumeur d'opium, il ne nous cache pas, non plus, les souffrances qui attendent son lugubre réveil.

Opium en Orient, morphine chez nous, sous deux formes différentes, le même poison pénètre, chaque jour davantage, dans les habitudes des peuples. Le fumeur d'opium cherche l'extase ; le morphinomane, un stimulant de son organisme déséquilibré.

Naturellement apathique et nonchalant, le fatalisme aidant, l'Oriental ne trouve le bonheur que dans la rêverie. L'imagination humaine a des bornes ; les pensées terrestres ne lui suffisent bientôt plus, et, c'est à l'opium qu'il demande d'entrevoir les régions idéales, promises par les livres sacrés.

Une petite flamme, un peu de fumée et le philtre enchanteur fait disparaître la volonté, le sentiment. Détaché de la terre, l'être croit planer en quelque pays mystérieux. Image enchanteresse, à quel piège trompeur se laissent prendre les adorateurs ! Esclave de ses visions, pour poursuivre sa chimère, chaque jour le fumeur d'opium se replonge dans sa funeste passion. Bonheur éphémère, qu'il ne tarde pas à payer de sa vie.

En Europe, on ne fume pas l'opium, ou, du moins, pas encore, mais on absorbe volontiers un de ses dérivés, la morphine. Arme excellente dans la main du médecin, la morphine est devenue, peu à peu, pour bien des névrosés, un agent de sensations nouvelles. La série des ravages qu'elle cause, va sans cesse en augmentant.

« Être ou ne pas être, mourir, dormir, rêver peut-être ».

Cette fin de siècle n'a pas encore résolu la question ; bien au contraire. Les uns, à bout de forces ou de résignation, courent au suicide, d'autres appellent à leur secours l'éther ou la morphine. « Courte et bonne » devient la devise des très forts, de ceux qui veulent jouir quand même d'une existence enfiévrée : la secousse morale retentit bientôt sur l'organisme, et l'être, énervé, arrive rapidement à un état de surexcitation constante. Il lui faut le grand calmant. De docteur, il n'est point question en pareille occurence ; c'est à la seringue Pravatz qu'on s'adresse. Une piqûre éperonne la nature rebelle, fait taire la voix du système nerveux en éveil. Il en coûte si peu pour ne plus souffrir : chagrins intimes, passions contrariées, douleurs de nos organes, tout se transforme, se calme, s'apaise   l'injection salutaire est là !

C'est dans la classe riche que la morphinomanie trouve, plus facilement, un accès facile auprès de natures prédisposées ; le surmenage intellectuel étant une des principales causes de son adoption. Une autre origine assez curieuse de son extension doit être recherchée dans ce fait que cette passion est évidemment contagieuse. Les adeptes de la morphine ont, en effet, la triste manie de vouloir faire adopter leur atroce habitude par tous ceux qui les approchent, et ils y réussissent malheureusement trop souvent. Que d'exemples on pourrait citer ! Il y a quelques mois, un effroyable drame vint porter le deuil dans une famille connue de la société parisienne : une enquête judiciaire en fit connaître au public les moindres détails. Le mari et sa femme, tous deux jeunes et dans une situation brillante, s'étaient suicidés. L'enquête révéla que les deux victimes étaient morphinomanes. Le mari, morphinomane invétéré, était le coupable, et c'est lui qui avait entraîné sa compagne à partager son funeste penchant. On songe, avec effroi, à cette demeure où deux êtres, vivant l'un près de l'autre, n'avaient que de courts instants de raison saine. Esclaves de la morphine, ils avaient anéanti en eux toute faculté volontaire et indépendante.

La sensibilité, toujours en émoi chez la femme, fait que

bien des belles apathiques sont des morphinomanes en durcies. Ce mal indéfinissable, cet état de perpétuelle inquiétude, de tension nerveuse qui caractérise la plupart de nos élégantes mondaines, en est la grande cause. Le temps est proche, où se piquer sera une mode. En plein Paris, il existe des clubs féminins où de languissantes énervées se donnent rendez vous ; on y cause et on... s'y pique. Nos grand'mères se contentaient des traits de leur esprit, la mode a changé. Ces mêmes morphinomanes d'élite, on les rencontre de par le monde : le bonheur leur est échu en partage, par droit de naissance, et cependant, elles se plaignent de leur fatigue et de leurs nerfs, et sem blent constamment inquiétes. Chez ces belles nerveuses, que bien souvent le médecin est seul à connaître, on cons tate un phénomène étrange. Prises subitement d'un sentiment d'accablement, de lassitude, craignant une syncope imminente, on les voit interrompre leur conversation, se lever brusquement sous un prétexte futile et dispa raître... pour s'injecter avec l'aiguille libératrice, la force qui allait leur manquer.

Une phase d'« excitation bien courte et bien vite remplacée par une période de dépression », tels sont les effets de l'injection. Des milligrammes, on passe aux centigrammes et des centigrammes aux unités. Le professeur Ball cite des habitués qui s'injectaient jusqu'à 9 grammes par jour : or, la dose habituelle est de un centigramme en vingt-quatre heures. Affreux amour, amour despote qui courbe sous son joug les sujets soumis à ses lois, les captive, les enivre pour les plonger souvent dans les pires souffrances.

Nombreuses sont les altérations morbides que fait subir la morphine à l'organisme. L'albuminurie, la glycosurie, la myocardite, la phtisie elle même en représentent les formes les plus fréquentes. La mort subite frappe parfois un morphinomane, qui s'est injecté une dose trop élevée : d'autres tombent dans le marasme et, tout jeunes encore, ressemblent à des vieillards.

N'est-ce pas là un pronostic assez triste pour donner à ceux qui, en dehors d'une prescription médicale, font usage de la morphine ?

A côté du mal, il existe un remède, certes oui ; mais le difficile est de pouvoir l'appliquer. Nous nous rangeons à l'avis de ceux qui conseillent la diminution *progressive* de la dose journalière : on la remplace au besoin momentanément par d'autres préparations hypnotiques ; on complète le traitement par un régime fortifiant, médication tonique, frictions, etc. Le morphinomane met souvent lui même entrave à sa guérison ; il trompe par mille artifices le médecin, qui cherche à l'écarter du danger, et trouve les subterfuges les plus extraordinaires pour se procurer son cher poison.

Le seul obstacle à apporter à la propagation de la morphinomanie, c'est la surveillance étroite et scrupuleuse de la morphine. Cependant, malgré toute la prévoyance et toute la sévérité des pharmaciens, malgré la prudence des médecins, les morphinomanes trouvent la morphine.

Suc épaissi des capsules vertes du pavot, l'opium, pur ou préparé sous des formes diverses, rend d'immenses services en temps voulu. Il procure un sommeil réparateur au blessé, à l'opéré, il donne un peu de repos au malade dont la toux opiniâtre déchire la poitrine. Il ramène le calme chez les malheureux délirants, délire alcoolique, aliénation mentale. N'accusons pas le remède des désastres dont nous sommes les victimes volontaires. Dans bien des circonstances, nous pourrions dire avec le poëte : « Opium, ô divin opium, sois béni » ! si, conséquence de notre folle présomption, l'abus n'avait transformé un principe, en lui-même bienfaisant, en un toxique violent.

*

La Lèpre.   Les Lépreux.

> « La pierre de mon seuil peut être la première
> « Des sombres marches du trepas. »
>   (Victor Hugo, *Chants du Crépuscule.*)

De la lèpre, on ne semblait avoir le souvenir, de nos jours, en France, que comme d'un fléau légendaire à jamais disparu. Dans l'une de ses dernières séances, cependant, l'Académie de médecine a examiné le rapport d'un de ses membres, sur un sérum dit antilépreux, préparé et préconisé par le Dr Carasquilla.

Les préoccupations du monde savant ne sont malheureusement que trop bien fondées et, de foyers isolés où souvent elle fut méconnue, la lèpre semble de nouveau sortir menaçante pour les pays européens.

Dès les temps anciens, venue du fond de l'Inde, la lèpre s'implanta en Egypte. Les soldats de Pompée la transportèrent à Rome et, dans la suite de leurs marches guerrières, les troupes latines semèrent l'infection dans le vaste empire des Césars. Les Gaulois n'échappèrent pas à la contagion.

Au Moyen Age, la lèpre devint endémique en France, où l'on comptait deux mille sujets atteints.

Le lépreux, au récit des historiens, nous apparaît à cette époque, comme le type d'un paria, porteur au front de stigmates qui le désignaient à la haine et à la brutalité des hommes.

Des ordres religieux se fondèrent pour recueillir les infortunés dans les léproseries. En dehors de ces lieux d'asile, seuls exemples d'un esprit de pitié et de charité, le lépreux maudit était chassé loin des villes, à coups de pierres.

Fût-il baron ou fût-il gueux, la société rejetait de son sein sans merci, celui qu'une trace de la maladie désignait comme une nouvelle victime. Du jour au lendemain, pour le misérable plus de bonheur, plus de joie sur la terre. Parents, amis, tous fuyaient à son approche, tandis que le cœur brisé, il s'éloignait pour s'enfermer à jamais dans la solitude et le désespoir. Le pestiféré eût pu dire avec le poète :

> « J'ai des pleurs en mon œil qui pense
> « Des trous à ma robe en lambeau.
> « Je n'ai rien à ma conscience
> « Ouvre tombeau ».
> (Victor Hugo, *Chants du Crépuscule*.)

Les ravages de la maladie se firent sentir en France jusqu'au XVIe siècle. A cette époque, en raison des progrès de la civilisation, les mesures de prophylaxie arrêtèrent sa marche. De nos jours, ce n'est un secret pour personne ; la lèpre existe encore sur les deux continents. En Europe, elle ravage surtout la Suède et la Norvège.

On la rencontre également en Espagne et en Portugal. En Russie, les provinces de la Baltique, la Livonie, Riga, la Crimée, le Caucase, comptent des lépreux. Des foyers existent en Italie, en particulier dans la Sardaigne et le Piémont.

En France, bien que très disséminés, on observe des cas de lèpre. En plein Paris, en 1896-1897, on a pu constater ses lésions sur six malades en traitement à l'hôpital Saint-Louis.

On sait, en outre, que la lèpre s'est localisée sur certains points de notre pays, très nettement connus. . .

« Si l'on considère, dit M. le Prof' Hallopeau, ce qui
« s'est produit en diverses contrées de l'Europe et parti-
« culièrement dans les province de la Baltique et dans la
« Prusse orientale, *on est porté à craindre que la maladie*
« *ne se répande de nouveau en France*, comme elle l'a fait
« au Moyen Age ; le nombre des lépreux qui viennent des
« pays infestés chercher chez nous la guérison, aug-
« mente constamment ; ils vivent dans nos villes de l'exis-
« tence commune ; il est bien difficile, dans l'état actuel
« de nos mœurs, de leur imposer l'isolement ; nous som-
« mes sans défense à ce point de vue, du moins pour les
« malades non hospitalisés. Si, d'autre part, nous considé-
« rons que ni notre race, ni notre climat ne constituent,
« en aucune mesure, des immunités, nous sommes con-
« duits à pousser avec Leloir et Besnier un cri d'alarme
« et à dire que notre pays, et surtout nos grandes villes,
« sont incessamment menacés d'invasions lépreuses ».

Nouveau traité de médecine. — Maladies microbiennes.
— Hallopeau, la lèpre (1896).

L'affection est-elle franchement héréditaire ? se propage-t-elle par contagion directe, par cohabitation avec des lépreux ? telles sont les questions que n'ont pu élucider les travaux de Besnier, de Danielsen, d'Hallopeau, d'Hansen, de Leloir, de Profita, de Zambaco. A danielsen et Profita s'inoculèrent la maladie, sans que leur courageuse expérience ait pu éclairer les recherches scientifiques d'un jour nouveau.

Si le mode de transmission de la lèpre nous échappe encore, il n'en est pas de même de son agent spécifique, de son microbe.

Le *microbe* de la lèpre fut découvert par *Hansen*, en 1871.

La lèpre ne se manifeste pas immédiatement. On peut être lépreux... sans le savoir ! et cela, durant des années. Dans un organisme infecté, la maladie peut revêtir deux formes différentes. La première est la forme dite des tubercules. La seconde est la forme dite anesthésique.

Des taches rougeâtres, brillantes, appelées par les médecins « taches vasculaires érythémateuses », ouvrent ordinairement la scène de l'évolution des tubercules. La face, les mains en sont le siège de prédilection. A ces manifestations cutanées, succède bientôt la chute des poils et des ongles. Dans cette même période apparaissent, au milieu du derme, de petites tumeurs, des nodosités dont le nombre peut augmenter à l'infini. Elles attaquent, détruisent les tissus avec le temps, et les lésions recouvrent le visage du lépreux de ce masque horrible dont on ne peut sans frémir supporter la vue.

La forme anesthésique de la maladie fait du lépreux un martyr, soumis à des tortures incessantes. Les troubles de la sensibilité et de la circulation entraînent des désordres organiques terribles. La mort semble se jouer du misérable et ne vouloir de lui qu'après avoir épuisé sur lui toutes les souffrances imaginables.

Tel Job résigné, le lépreux est le témoin impuissant de sa lente agonie.

Nous avons voulu indiquer rapidement les grands traits d'une maladie, d'autant plus intéressante à reconnaître, que, de nouveau, elle émeut la science.

Un traitement vraiment efficace de la lèpre est encore à l'étude. Dans l'Asie, aux Indes, en Amérique, surtout aux Antilles; à Haïti; en Europe, dans la Norvège et dans la Suède; en France, les maîtres cherchent, à l'envi, le remède du mal envahisseur. L'huile de Chaulmoogra, l'huile de Kanti des Indiens, le pétrole, l'europhème, le stérésol sont autant de médicaments tour à tour préconisés. Leur action bienfaisante peut demeurer impuissante dans de nombreux cas.

Avec la civilisation, la pitié rentrant au cœur des hommes, l'état des lépreux a bien changé !

Les lépreux de nos jours sont des malades que l'on soigne avec bonté. A notre époque, dans les pays où la lèpre sévit à l'état endémique, les léproseries deviennent de véritables hôpitaux, vastes, aérés, où le dévouement et la science rivalisent pour améliorer le sort de ceux qui souffrent. Déjà, des malades sortent de leur retraite guéris, retrouvant au grand soleil la joie de vivre. Dans un avenir prochain, la sérothérapie nous donnera une nouvelle arme pour terrasser la lèpre. Viendra le jour, alors, où les hommes ne voudront plus croire aux sombres légendes du Moyen Age. L'histoire seule rappellera l'horreur des léproseries où, en des temps d'ignorance et de superstition, souffrant dans sa chair et dans sa pensée, le lépreux réclamait du ciel comme un grâce suprême la fin de ses jours :

> Car la maison d'exil, mêlée aux catacombes,
> Est adossée aux murs de la ville des tombes,
> Le proscrit est celui qui sort ;
> La flotte, submergée, comme la nef qui sombre ;
> Le jour le voit à peine et dit : Quelle est cette ombre ?
> Et la nuit dit : Quel est ce mort ?
>
> VICTOR HUGO.

* * *

Les Arthritiques.

Tour à tour gai ou triste, entreprenant ou paresseux, respirant la santé ou se plaignant de malaise, l'arthritique va de par le monde, offrant à ceux qui l'approchent, une nature éminemment versatile. Son caractère, parfois difficile, est lié aux diverses manifestions d'une hérédité morbide, dont, victime impuissante, il supporte, durant le cours de sa vie, souvent en silence, les souffrances multiples.

L'arthritisme, en tant qu'affection, est une des formes types des maladies, dites de nutrition.

Il existe deux grandes classes de maladies de la nutrition.

La première comprend des troubles morbides secondaires à une maladie, infectieuse ou autre, du tube digestif.

La seconde renferme des affections absolument indépendantes de toute maladie antérieure. C'est à cette dernière catégorie qu'appartient l'arthritisme.

L'arthritisme est un état constitutionnel presque toujours héréditaire, quelquefois acquis.

L'arthritique ne transmet pas toujours son triste héritage à ses proches. Le fils peut être très avantageusement déshérité par son père en semblable occurence ; mais il est rare que les petits-fils, ou même les arrière-neveux, soient oubliés dans la succession... pathologique. On a vu des arthritiques, oubliés par leurs descendants directs, mais leur souvenir renaissait vivace dans une génération suivante... au besoin par l'intermédiaire de collatéraux. Au reste, la diathèse, en se transmettant, revêt souvent une allure différente.

Un arthritique, souffrant de la goutte ou du diabète, pourra avoir, dans ses descendants, des sujets atteints de gravelle, de coliques hépatiques ou d'eczéma. L'arthritisme peut, dans certaines conditions, en dehors de l'hérédité, élire domicile dans un organisme sain.

Les analyses biologiques permettent de trouver, dans les maladies dites de nutrition, le passage anormal, dans les liquides ou dans les tissus, de principes utiles à notre vie organique. D'une semblable constatation, on le comprendra — sans peine — deux conclusions s'imposent : 1° Ou les produits trouvés sont fabriqués en excès dans l'organisme : d'où, élimination du surplus ; 2° Ou l'organisme n'utilise pas suffisamment la quantité journalière de ses matériaux de nutrition : d'où, déperdition de produits utiles.

Les principes les plus communs, retrouvés à l'examen chimique, sont : pour le diabète, le sucre ; pour la goutte et la gravelle, l'acide urique ; pour la lithiase biliaire, la cholestérine ; pour l'obésité, la graisse, etc.

A l'état de santé, les échanges chimiques transforment, par des oxydations successives, les éléments nécessaires à la nutrition, et l'assimilation est complète.

L'arthritisme acquis se recrute, en général, parmi les amis de la bonne chère. Le cabaret, les fins soupers conduisent, fort gaiement il est vrai, à la diathèse. Au reste, très spéciale est la silhouette de l'arthritique, suivant qu'on s'adresse à de l'arthritisme acquis ou à une diathèse héréditaire.

Ventre bedonnant, face colorée, front dégarni, allure bon enfant, tel se présente le joyeux luron, gros buveur, gros mangeur, qui prépare son organisme à l'arthritisme.

Amaigri, visage triste, air souffreteux, tel est habituellement l'aspect de l'arthritique de naissance. L'excès des boissons et de nourriture — la suralimentation, dans l'arthritisme acquis, doivent être mis souvent en cause.

Dans ces dernières années, on a beaucoup discuté une forme d'arthritisme acquis, chez les enfants. Richardière et Bouchard admettent, qu'à notre époque et vu nos usages, les enfants sont beaucoup trop nourris.

« L'alimentation, excessive dans l'enfance, peut être « considérée comme la cause d'un grand nombre de cas « d'arthritisme acquis ».

L'excès, en tout, est un défaut ; le proverbe trouve son application même en médecine. L'arthritisme acquis est le fait également des gens dont la vie est trop sédentaire.

Les professions libérales, les travaux intellectuels, les passions, les émotions vives ont une réelle influence sur notre état général. Toutes nos excitations cérébrales, qu'elles soient dues à un surmenage professionnel, ou à des chagrins intimes, retentissent sur notre organisme et, partant, sur sa nutrition. Les troubles digestifs et leur conséquence de désassimilation, si fréquente chez les nerveux et, en particulier, chez les neurasthéniques, en sont un vivant exemple. Au reste, comme nous le montrerons dans la suite, l'arthritisme et la névropathie se donnent bien souvent la main.

Entre tous les humains qui, parfois, en des heures de désespoir, maudissent leur destinée, il n'en est pas dont les plaintes soient plus légitimes que celles des arthritiques.

Dès le berceau, leur vie est traversée de troubles physiques qui, bien que sans gravité, par leur fréquence, arrivent à jeter un voile de tristesse sur toute une existence.

La tendance aux congestions est le symptôme prédominant chez l'enfant comme chez l'adulte.

A l'apparition des premières dents, aux phénomènes douloureux habituels, se joignent, chez le petit arthritique, des lésions de la peau, de l'eczéma, de l'impétigo.

L'irritation cutanée, partie des environs de la bouche et du nez, peut envahir d'immenses régions du corps.

Les voies respiratoires, fosses nasales, pharynx, trachées, offrent un champ propice à des fluxions passagères.

c'est le bébé arthritique qui, couché la veille en pleine santé, réveillera en sursaut toute une famille par la toux effrayante et, pourtant sans danger, de l'angine striduleuse ou faux-croup. C'est encore lui, dont le naso-pharynx sera le siège des végétations dites végétations adénoïdes. Un très léger refroidissement, chez l'enfant délicat, engendrera une trachéo-bronchite, voire même des accès d'asthme.

Plus tard les amygdalites, — les angines, — l'épistaxis formeront un cortège de souffrances.

Au moment de la croissance, les membres et, en particulier, les membres inférieurs, pourront devenir le siège de douleurs vives rhumatismales. Le Torticolis, dans le jeune âge, a, en bien des circonstances, la même origine.

A l'adolescence, les manifestations multiples de l'arthritisme s'accentuent encore.

La peau, à cette période, est sujette à des exanthèmes. L'acné, le purpura apparaissent par poussées successives. « Chez les jeunes filles arthritiques, dit Richardière, les « épistaxis, et assez souvent les métrorragies au moment « de la puberté, sont des manifestations de l'état conges- « tif, qui constitue l'essence de la diathèse. Les jeunes « filles arthritiques ont des règles douloureuses, accom- « pagnées de migraines et de rachialgie intense ».

Après tant de phases pénibles, l'arthritique, devenu adulte, n'est pas encore à l'abri de la souffrance. Il devient ordinairement chauve de bonne heure, et ce n'est pas là un minime chagrin : l'homme est ainsi fait qu'il préfère un mal grave, mais caché, à une légère tare nuisible à son esthétique.

La peau, toujours délicate, est un terrain propice à des eczémas, accompagnés souvent de prurits intenses. Les voies digestives sont rarement bonnes. La dyspepsie hyperchlorhydrique paraît être le triste apanage de la diathèse, dyspepsie qui aboutit ordinairement à de l'atonie stomacale et à des intoxications intestinales secondaires.

Des études modernes ont permis de constater combien était fréquente l'association de l'arthritisme et de la névropathie. Frappé par ce fait, le professeur Grasset a montré l'importance du tempérament neuro-arthritique.

L'arthritisme, chez la femme, s'accompagne souvent des symptômes de l'hystérie.

De toutes les névroses liées à la diathèse, la neurasthénie paraît être la plus fréquente.

« Chez de semblables malades, on peut constater des « vertiges fréquents, des congestions céphaliques passa- « gères ; d'autres fois, des accès de tachycardie et de « palpitations ; parfois enfin, on a tous les signes de l'ir- « ritation dorso-spinale, avec les douleurs dorsales et « lombaires, les frémissements musculaires, le myoclo- « nus ; quelquefois, les troubles psychiques dominent et « le malade arrive à cet état d'irritabilité et d'inquiétude « qu'on a décrit sous le nom de névropathie rhumatismale « générale, et que Vigoureux a désigné, depuis, sous le « nom de neurasthénie arthritique ». (TESSIER et ROQUE).

Nous avons vu que les lésions de l'arthritisme, au début, frappaient d'abord la peau, les muqueuses. Avec les années, ces lésions deviennent profondes. Le parenchyme de nos organes, les tissus artériels sont atteints de la sclérose qui, lentement, fait ses ravages. Le foie envahi détermine du diabète, l'artério sclérose prédispose aux hémorragies cérébrales, à l'athérome.

A vrai dire, le tableau que nous venons de dessiner rapidement n'est pas gai ; le décrire serait jeter le noir à plaisir dans l'âme de quelques lecteurs, si, étrange contradiction, l'arthritisme n'était pas parfois une sauvegarde contre de pires maladies. C'est un fait acquis, que la tuberculose ne s'introduit que fort difficilement sur un terrain arthritique, qu'elle y évolue mal et lentement et, partant, que les sujets arthritiques sont plus guérissables que les autres.

La curabilité de la phtisie, en ce cas, est due à la sclérose pulmonaire à laquelle succède souvent de l'emphysème.

Le traitement de l'arthritisme s'attaquera, tout d'abord, aux dispositions constitutionnelles. On proscrira tout ce qui peut augmenter la production de l'acide urique, source de manifestations multiples.

Exercice et *tempérance*, telle est la devise que devraient suivre tous les arthritiques ou leurs cousins germains — goutteux et graveleux !

Le régime alimentaire doit être des plus simples. Usage très modéré des viandes rouges, peu ou pas de gibier, des viandes fumées, du poisson. Se nourrir de légumes, à l'exception, toutefois, de l'oseille, des tomates, des épinards ; en un mot, devenir végétarien dans la mesure du possible.

Comme boissons, les vins très légers, coupés d'eau alcaline : Vals, Pougues ; ou lithinée : Contrexeville, Vittel. Le lait sera surtout recommandé, pris soit en mangeant, soit en dehors des repas.

Comme traitement général, l'iodure de sodium, les purgatifs salins, trouvent ici une application des plus utiles.

L'hygiène corporelle a une grande importance en raison de la susceptibilité de la peau.

On recommande les bains alcalins fréquents et courts, les massages, les frictions au gant de crin.

Les climats secs ou chauds seront choisis, de préférence, par l'arthritique qui devra également se livrer à des exercices physiques modérés.

En un mot, s'ils veulent échapper aux complications qui menacent leur état, les arthritiques seront tenus d'être sobres avant tout.

Un dernier avis encore, aussi délicat qu'utile : si Bacchus leur est ennemi, Vénus n'aura, pour eux, que des charmes trompeurs. Sourds aux appels du dieu dont le front est couronné de pampres de la vigne, ils ne devront que, bien rarement, obéir aux lois, pourtant si douces, de la déesse blonde.

*

Les Goutteux. — La Goutte. — La Gravelle.

Goutte et gravelle, deux vieilles fées malfaisantes qui, de par le monde, trouvent un malin plaisir à faire éprouver aux humains les douloureux effets de leur toute puissance.

L'air vieillot, l'allure sournoise, le dos voûté, elles ne portent pas en main la baguette des jolies fées de la féerie : l'une s'appuie sur une béquille et l'autre sur un bâton. Cahin-caha, elles vont de ci, de là, guettant, au seuil des palais, aux portes des chaumières, et leur venue s'annonce par des cris de douleur.

Véritables empêcheuses de danser en rond, la goutte et la gravelle frappent de préférence les bons vivants. Le bruit des festins les exaspère, le choc joyeux des verres les met en fureur, et le franc luron, le gai compagnon sont leurs victimes préférées. Leurs regards s'égarent, parfois, sur des infortunés moins bruyants et elles semblent vouloir augmenter, par leur triste présence, le fardeau de peines de bien des malheureux.

Goutte des riches, goutte des pauvres : l'affection est la même, le milieu seul a changé. Sous l'édredon moelleux ou sous la toile grossière, l'accès est de même nature. Vers le milieu de la nuit, une vive douleur réveille le dormeur : elle siège, en général, au gros orteil de l'un des pieds, et, en deux ou trois heures, elle ne tarde pas à devenir intolérable. En proie à de véritables tortures, le goutteux ne peut supporter le contact des couvertures : les bruits extérieurs l'irritent, la nuit est une longue souffrance dont il attend la fin avec anxiété. Au matin, les symptômes se calment et le malade, avec le jour, obtient un peu de repos.

La goutte n'a pas toujours cette tactique insidieuse. Si, dans la majorité des cas, elle se révèle à l'improviste une nuit, par une crise douloureuse ; bien souvent aussi, son apparition est annoncée par des phénomènes précurseurs. L'attaque de goutte n'est qu'un épisode de la vie du goutteux. Les affections chroniques se transmettent, de par les lois de la nature, des ancêtres aux descendants et cela, avec beaucoup plus de facilité que les héritages pécuniaires. Le goutteux est ordinairement un héritier... malgré lui, et les droits de succession, en ces sortes d'affaires, sont payables à des échéances déterminées. Enfant, le goutteux a déjà ressenti les effets de la diathèse ; à l'âge de la croissance, des éruptions eczémateuses, des saignements de nez ont inquiété son entourage. Adulte, il souffre souvent de troubles gastriques, d'accès d'asthme. L'attaque de goutte est, entre tous, le symptôme le plus alarmant. On peut n'avoir qu'une attaque de goutte dans la vie, mais le fait est rare. Le tableau est un peu noir, j'en conviens, mais le mal n'est pas sans remède, au contraire. La nature a bien fait les choses et le colchique, cette plante merveilleuse. offre aux malades un moyen assuré de soulager l'accès et même de le faire avorter.

La gravelle donne souvent la main à la goutte ; elles vont ainsi, de compagnie, atteindre le même individu. Parfois, cependant, elles daignent se séparer. Erasme, écrivant à un de ses amis, disait : « J'ai la néphrétique et « tu as la goutte ; nous avons épousé les deux sœurs ».

Comme le goutteux, le gravelleux a une épée de Damoclès suspendue sur la tête. L'un craint son accès ; l'autre, sa colique.

En arrière, à la région lombaire, au niveau des reins, sur l'un des côtés, une douleur s'est éveillée ; légère et sourde, elle augmente, devient atroce. La souffrance, au début de la crise, localisée en un point, s'irradie maintenant et la voici, en traînées fulgurantes, qui descend le long du pli de l'aine, vers l'abdomen, les membres inférieurs : l'accès de colique néphrétique commence.

La colique néphrétique n'est pas, à proprement parler, une maladie : elle représente plutôt une des étapes d'un état constitutionnel particulier — la lithiase rénale.

Les urines contiennent normalement des sels tels que des urates, des oxalates, des phosphates ammoniaco-magnésiens. Ces sels peuvent se précipiter ; il en résulte des concrétions qui, d'après leur volume, sont désignées sous le nom de sable, de calculs, etc.

Les calculs formés d'acide urique ou d'urates, sont les

plus fréquents ; ils sont durs et d'une coloration rougeâtre ; les calculs d'oxalate de chaux sont bruns, durs et framboisés ; les calculs de phosphate ammoniaco-magnésiens sont blanchâtres et friables. Toutes ces concrétions sont simples ou composées : quand elles sont anciennes, elles sont formées de couches stratifiées de composition différente. La lithiase atteint le rein droit, plus souvent que le gauche, et envahit assez fréquemment les deux reins.

On distingue plusieurs variétés de lithiases urinaires, suivant la nature des sels qui entrent dans la constitution des calculs ; c'est ainsi qu'il existe des gravelles urique, oxalique, ammoniacale, calcaire, etc. ; les deux premières coexistent avec des urines acides, tandis que les derniè-res ne s'observent qu'avec des urines alcalines ; mais, ce qui distingue surtout les premières, c'est qu'elles reconnaissent une cause générale dyscrasique, tandis que les gravelles ammoniacale et calcaire sont déterminées par une altération de l'appareil urinaire.

On doit donc établir une distinction entre ces deux variétés de concrétions rénales ; d'autre part, la lithiase oxalique et la lithiase urique, bien que coexistant souvent, peuvent, dans certains cas, se développer sous des influences différentes, impliquant une thérapeutique spéciale.

Les concrétions rénales peuvent évoluer longtemps sans entraîner de désordres ; mais, dans la majorité des cas, leur présence se traduit par la crise très douloureuse de la colique néphrétique.

La colique néphrétique débute, nous l'avons dit, par une violente douleur qui, partie de la région lombaire du côté affecté, s'irradie bientôt.

Le patient, courbé en deux, replié sur lui-même, cherche par toutes les positions possibles à modérer sa douleur. Le pouls est petit, le visage est pâle et couvert de sueurs, les vomissements sont fréquents, et le malade rend, au prix d'épreintes très pénibles, quelques gouttes d'urine, parfois trouble et sanguinolente, chargée d'urate et de caillots fibrineux.

Puis le calme se rétablit et la colique néphrétique peut en rester là ; mais souvent, d'autres accès succèdent au premier, et la réunion de ces accès plus ou moins rapprochés, constitue l'attaque de colique néphrétique qui dure plusieurs heures ou plusieurs jours, et qui se termine souvent par l'émission du gravier dans les urines.

L'attaque terminée, le malade rend tantôt des urines claires et abondantes (urines nerveuses), tantôt des urines troubles, muqueuses, parfois sanguinolentes. L'hématurie peut persister plusieurs jours.

L'accès de colique néphrétique, unique pour certains individus ; chez d'autres, paraît à plusieurs reprises.

La colique néphrétique est, en général, sans danger. Quelques complications peuvent cependant assombrir son pronostic. L'uretère — ainsi nomment les médecins le canal qui va du rein à la vessie — se trouve parfois obstrué momentanément, il en résulte une suppression accidentelle de l'urine — l'*anurie*. Cette anurie s'est montrée, chez quelques malades, persistante et partant fort grave.

Le traitement de la colique néphrétique doit répondre à deux indications :

1° Traitement de la crise elle-même ;

2° Traitement de la lithiase rénale.

La crise de colique néphrétique réclame l'emploi de la morphine, des lavements de chloral.

Les bains tièdes ont une action sédative excellente.

Les diurétiques — lait, tisanes de chiendent, de stigmates de maïs sont recommandés.

Les complications mêmes de la colique néphrétique ont nécessité, dans certaines circonstances, une thérapeutique toute spéciale. L'anurie, par obstruction calculeuse, est tributaire de la chirurgie. Guyon et Albarran ont vulgarisé l'opération, dite de la néphroctomie à l'Association française de chirurgie, en 1898.

Les malades atteints de lithiase rénale, les gravelleux doivent suivre un régime spécial. La vie active, les marches, le massage, les bains feront partie de leur traitement hygiénique. Le gravelleux réduira l'introduction dans son organisme, des principes susceptibles de s'y transformer en acide urique.

En ce qui concerne l'alimentation, les malades ne feront qu'un usage très restreint des viandes noires et particulièrement du gibier, ainsi que du poisson, des crustacés, des fromages avancés ; ils s'abstiendront des mets épicés, des sauces relevées, des champignons et des truffes. Tous les fruits et la plupart des légumes verts sont autorisés ; les féculents ne devront être pris qu'en quantité modérée ainsi que les graisses. Le taux de l'acide urique excrété diminue notablement quand l'alimentation est surtout composée de végétaux ; toutefois, il ne faut pas pousser outre mesure l'alimentation végétale qui favorise l'oxalurie.

On accuse, avec raison, l'alcool de favoriser la précipitation de l'acide urique ; aussi les boissons alcooliques, notamment la bière, l'eau-de-vie, les vins rouges à titre alcoolique élevé, doivent-ils être interdits. Les boissons gazeuses, l'eau de seltz sont également nuisibles.

La meilleure boisson est l'eau de source. Les gravelleux pourront également boire un vin blanc ou rouge léger (vin de Bordeaux), mais très étendu d'eau. Il importe que la quantité des boissons soit élevée, le passage d'une certaine quantité d'eau à travers les tubes urinifères étant nécessaire pour assurer l'élimination des graviers, mais les malades boiront plutôt en dehors des repas que pendant les repas, pour éviter les troubles digestifs consécutifs à l'ingestion d'une grande quantité d'eau.

Une excellente pratique consiste à boire à jeun de l'eau aussi chaude que possible, légèrement aromatisée. L'eau chaude active très manifestement la diurèse.

Le café, bien qu'étant un diurétique, est nuisible ; le thé, le chocolat, le cacao doivent être interdits dans la lithiase mixte uro-oxalique.

Telles sont les règles essentielles hygiéniques que les principaux auteurs et, en particulier Gaston Lyon, dans son remarquable traité de thérapeutique clinique, indiquent aux malades atteints de lithiase rénale.

Nous ne pouvions mieux faire que de les transcrire ici : elles doivent être comme le bréviaire des gravelleux et des goutteux.

Les deux maladies diathésiques dont nous venons de tracer rapidement les principaux caractères demandent, l'une comme l'autre, autre chose que le traitement de l'accès. Éviter le retour de leurs pénibles manifestations, est ce que l'on cherche avant tout ; de là, la vogue des grandes stations thermales, telles que Contrexéville, Vittel, etc., dont les eaux lithinées procurent aux baigneurs un véritable lavage. Ces stations offrent un curieux aspect à qui les visite : rendez-vous des gravelleux et des goutteux... de bonne maison, elles sont fréquentées par des habitués, dont l'aspect extérieur n'offre rien d'inquiétant. Ici, point de figures pâles, anémiées ou chlorotiques, point de corps affaiblis, amaigris. Généralement grands, possédant un léger degré d'embonpoint, ils montrent un visage presque toujours réjoui, en gens habitués à bien vivre. Devenus goutteux ou gravelleux de par héritage ou de par leur genre de vie, ils ne renoncent nullement aux joies de ce monde, appréciées par eux, à juste titre.

Le souvenir des maux passés ne dure guère dans la mémoire humaine : l'égoïsme personnel s'y oppose. L'hygiène et le régime aidant, la goutte et la gravelle finissent souvent par déserter la demeure et abandonnent un hôte qui ne leur montrait pas plus d'égards.

*
* *

L'Asthme et les Asthmatiques.

Donner une définition exacte de l'asthme, n'est pas possible. En médecine, une erreur trop répandue consiste à confondre les malades et la maladie : les discussions très nombreuses, qui eurent l'asthme pour objet, en sont une édifiante preuve. L'asthme, en tant qu'entité morbide, en tant que maladie nettement distincte, n'existe pas : ce qui existe, c'est un ensemble de symptômes aboutissant à une série d'accès spasmodiques de forme spéciale, chez des individus que l'on peut désigner du nom d'asthmatiques.

L'asthme n'étant pas une maladie déterminée, on n'a pas pu lui reconnaître une cause unique. Chez les asthmatiques, on retrouve toujours, dans leur existence passée, des lésions d'ordres différents, personnelles, ou héréditaires qui, peu à peu, ont préparé l'organisme à des troubles de la respiration.

L'anatomie pathologique, c'est-à-dire la science des faits exacts, aidée du raisonnement, a vite jeté bas des hypothèses devant lesquelles on ne doit jamais s'incliner, fussent-elles émises par les savants les plus illustres. Aujourd'hui, les faits précis démontrent que l'asthme est une affection secondaire ; l'élément nerveux, le spasme, n'intervient que comme action physiologique ; le spasme, c'est l'accès même et non la cause de cet accès. La bronchite chronique, les congestions pulmonaires, passives et limitées, la dilatation bronchique, sont autant d'affections qui diminuent la vitalité du tissu pulmonaire et font, à la longue, d'un être fatigué, un asthmatique. Les asthmatiques sont le plus souvent des vieillards ; ce qui précède, le démontre clairement ; toutefois on rencontre, parmi eux, des organismes jeunes. C'est que la loi de l'hérédité se montre, ici encore, toute vivace ; c'est qu'enfin des affections chirurgicales du nez et du larynx, peuvent être des causes déterminantes.

Au début, les accès d'asthme ont une allure bénigne. L'asthmatique n'éprouve aucune douleur, aucun trouble caractéristique. Certaines circonstances réveillent toutefois, chez lui, une gêne dans la respiration. Le malade « a l'haleine courte » pour employer l'expression consacrée par le monde. La moindre fatigue physique se produit, chez lui, par une suffocation pénible, qui l'arrête dans sa marche, et l'oblige à chercher au fond de sa poitrine, l'air qu'il voudrait respirer. Au moindre effort, les muscles inspirateurs convulsés tiennent le poumon dans un état de dilatation constante et ne permettent qu'un faible renouvellement de l'air dans les vésicules pulmonaires. Dans la plupart des cas, l'accès d'asthme se limite à cette gêne d'une respiration incomplète ; bien souvent aussi l'asthmatique est un véritable malade, chez qui les accès se rapprochant de plus en plus, déterminent des crises très douloureuses. Les crises aiguës débutent générale ment dans la première partie de la nuit et sans que rien ne les fasse prévoir. Une sensation d'oppression étrange, un réveil brusque, angoissé et... la crise commence.

Aucun malade, peut-être, ne présente un tempérament aussi capricieux que l'asthmatique. Chez eux, les accès peuvent être éloignés ou rapprochés; ils peuvent aussi être réveillés par les causes les plus insignifiantes. Tel asth matique ne pourra supporter, sans en souffrir, une odeur qu'un autre tolérera. Habiter au Nord, sera favorable à un malade et provoquera des crises chez un second pour qui le Midi est nécessaire. Le professeur Dieulafoy cite un asthmatique qui, souffrant de crises terribles en Egypte, où l'appelaient ses affaires, se trouvait entièrement guéri dès qu'il était en mer.

Des complications viennent souvent aggraver les crises d'asthme. L'asthmatique est, au premier chef, menacé d'une maladie particulière qui a son siège dans le tissu pulmonaire : l'emphysème. On donne le nom d'emphysème à la dilatation exagérée des alvéoles pulmonaires causée par l'air qu'elles renferment et ne peuvent évacuer. On constate également chez quelques-uns de ces malades, des complications cardiaques, telles que des lésions du cœur droit.

Jusqu'à ces dernières années, en dehors d'une hygiène qu'elle indiquait spécialement à tous les asthmatiques, la thérapeutique cherchait à lutter contre des accidents multiples. Un régime approprié pouvait avoir raison des diathèses. La chirurgie intervenait contre les lésions du nez, de la gorge. Enfin, l'iodure de potassium, le bromure, la teinture de lobélie composaient l'ensemble des armes destinées à combattre l'asthme pulmonaire simple. Au Mont Dore, un spécialiste des plus distingués a également préconisé, dans certaines formes d'asthme, un traitement remarquable par l'application de l'hydrothérapie chaude. Sous l'effort de douches au jet à température progressivement élevée, le thorax du malade soumis au régime, prend une ampliation manifeste.

L'amélioration de l'asthme semble, dans ce cas, marcher de pair avec le développement de la cage thoracique et des résultats absolument probants ont été très souvent obtenus.

Au Congrès de Dusseldorf, le professeur von Noorden, de Francfort, a attiré l'attention des médecins sur le traitement de l'asthme par l'atropine. Cette médication avait été appliquée autrefois en France, par le célèbre Trousseau, puis abandonnée dans la suite. Trousseau faisait suivre à ses malades le traitement suivant : pendant dix jours de suite, chaque mois, le malade prend une, deux, puis quatre pilules de belladone (extrait de belladone et poudre de racine de belladone à 0,01) ou bien un, deux, jusqu'à quatre granules d'atropine de 0,001. Le reste du mois, le malade est mis à l'usage de la térébenthine, des cigarettes arsenicales et du quinquina. Trousseau insistait beaucoup sur la nécessité de continuer le traitement avec persévérance, de manière à laisser pendant longtemps le malade sous l'influence de l'atropine.

Von Noorden procède un peu autrement ; il commence par une dose journalière de 1/2 milligr. d'atropine ; tous les deux ou trois jours, on augmente la dose de 1/2 milligr. jusqu'à ce qu'on soit arrivé à 4 milligr. par jour. Au bout de quelque temps, cette dose quotidienne est progressivement diminuée. La durée de cette première cure d'atropine doit être, en général, d'au moins un mois à un mois et demi. Mais il ne serait pas rationnel de s'en tenir là : on doit, après un repos de six mois, prescrire une nouvelle cure d'atropine, moins longue que la première et avec des doses plus faibles.

Une jeune fille de dix-huit ans, soignée par von Noorden, ne supportait plus aucune espèce d'alimentation pendant les attaques, et les périodes intercalaires étaient trop courtes pour lui permettre de regagner le poids qu'elle avait perdu ; elle ne pesait plus que 39 kilog. Le traitement par l'atropine enraya les accès, et, en soumettant la malade à une cure d'engraissement, on réussit à lui faire gagner 21 livres en cinq semaines. C'est là une preuve manifeste que l'atropine à hautes doses n'a pas d'effet fâcheux sur la nutrition générale.

Von Noorden emploie cette méthode de traitement depuis plus de quatre ans ; il ne l'a vu échouer complètement que chez un jeune garçon et, d'autre part, chez des malades plus âgés atteints, en dehors de leur asthme, de bronchite chronique et d'emphysème. Chez les autres malades, qui étaient des asthmatiques francs sans complication pulmonaire, il y a eu tout au moins des améliorations très marquées et durables ; chez quelques-uns les attaques ont disparu complètement.

Nous tenons à le répéter, l'asthme s'accompagnant parfois de lésions secondaires, la médication belladonnée ne peut pas convenir à tous les cas. Il ne faut pas ici tomber dans l'erreur qui fut trop commune autrefois.

L'asthme peut revêtir un caractère plus ou moins particulier, suivant que la lésion pulmonaire s'accompagne oui ou non d'une complication. Au médecin habituel du malade, mieux qu'à tout autre, appartient de discerner l'asthme d'origine cardiaque, — l'asthme breightique — l'asthme nerveux.

Sans sortir du cadre de la vulgarisation scientifique, nous tenions à faire connaître à nos lecteurs une méthode nouvelle qui, dans l'asthme type, a donné des résultats remarquables et persistants, parfois même des guérisons définitives.

*
* *

L'Asthme d'été. — Asthme des foins. — L'Hay-Fever

Asthme d'été, asthme des foins, Hay-Fever, autant de noms pour désigner une forme d'asthme des plus curieuses, dont les manifestations se montrent dans une période de temps qui va du printemps à l'automne.

C'est dans la seconde quinzaine de mai que l'Hay-Fever fait son apparition, pour durer six semaines à deux mois. L'affection revêt des formes multiples : simple coryza chez les uns, elle prend chez d'autres le caractère complet de l'emphysème pulmonaire.

De par sa venue périodique, aux premiers jours de l'été, de par le caractère protéique de la maladie, l'étiologie de l'asthme des foins a donné lieu à bien des recherches.

Les théories les plus diverses ont été admises. La plus commune et qui, certes, renferme un très grand fond de vérité, est la théorie dite pollinique. Le pollen des fleurs serait le grand coupable. A la belle saison, échappé du sein des corolles entr'ouvertes par la brise, le pollen se répand dans la nature. D'inoffensifs promeneurs, au hasard d'une course champêtre, humant l'air parfumé, peuvent aspirer le pollen envolé — malechance funeste ! —

car le pollen a, paraît-il, une action des plus irritantes pour la muqueuse nasale.

Chez certains sujets, du simple dépôt « de la poussière fleurie » sur leur trop sensible pituitaire, naîtrait l'asthme d'été. Subtil argument qui, s'il n'est pas très scientifique, a pour lui, du moins, une pointe de coquetterie très acceptable.

Quelques microbes bien présentés font honnête figure, en toute question de pathologie : on ne s'étonnera donc pas qu'Helmholtz ait décrit sur le pollen la présence d'un microorganisme, le « *bacillus subtilis* ».

En Amérique, le professeur Daly a soutenu la théorie dite nasale.

Les sujets atteints de l'asthme d'été seraient des prédisposés, porteurs déjà depuis longtemps d'une lésion nasale.

Cette thèse, malheureusement, n'est guère admissible : l'Hay-Fever a été rencontrée chez des sujets qui, soigneusement examinés, ne présentaient aucune altération de l'organe incriminé.

Les chercheurs d'arguments, loin de se décourager, déclarent, enfin, que la simple hyperesthésie de la muqueuse nasale suffit au développement de l'accès d'asthme des foins.

La vérité est dans l'éclectisme, comme l'a fort bien montré, dans un remarquable article, le docteur Lasnié. Ce qu'il faut à l'asthme d'été, pour atteindre un organisme, c'est un terrain spécial. Ce terrain, on le rencontre chez les neuro-arthritiques. Les arthritiques sont presque toujours des névropathes et particulièrement des neurasthéniques. Chez eux, bien des conditions sont réunies pour donner entrée libre aux accès spasmodiques qui caractérisent l'Hay-Fever.

En dehors des lésions organiques qui peuvent favoriser l'asthme d'été chez tous les individus, des causes irritantes extérieures, telles que des poussières — voire même le pollen — les mouvements d'un navire, d'un chemin de fer à grande vitesse — les lumières intenses — les influences météorologiques peuvent, chez les arthritiques, déterminer la crise spasmodique.

Les formes de l'asthme d'été, nous l'avons dit, sont multiples — simple coryza chez l'un - coryza oculo-nasal chez un autre — l'asthme vrai se montre chez un troisième.

Légère oppression au début, dans les cas plus sérieux, la maladie revêt un caractère pénible avec étouffements et crises spasmodiques.

L'affection est en somme bénigne, mais elle revient facilement chez le même individu, chaque année, à époque à peu près fixe.

Le traitement s'adresse d'abord au malade lui-même, c'est affaire de régime facile à instituer par le médecin habituel. Les arthritiques se trouveront bien des eaux du Mont-Dore ou alcalines de Vichy.

Le caractère même de la maladie sera modifié dans le

catarrhe nasal, par des badigeonnages à la cocaïne, par une médication locale dans le cas de lésions du nez.

La crise spasmodique sera amendée par les moyens employés dans l'asthme ordinaire.

II

Les Maladies dont on parle.
Ce qu'il faut en savoir.

———

Ils ne mouraient pas tous, mais tous étaient frappés !

La Grippe ou Influenza.

Tel Protée en la fable, sous des formes multiples, se dissimule pour accomplir ses maléfices, telle la grippe, sous mille atours maladifs, se dérobe pour atteindre l'humanité. Vagabonde et audacieuse, elle est ici, elle est là-bas ; et, pour la définir, les savants ont pu dire que la grippe ou influenza « était une maladie épidémique caractérisée, avant tout, par son extrême généralisation et sa rapide excursion à la surface du globe ». Longue est la liste des maladies infectieuses dont la description présente avec la grippe, une grande analogie.

L'aspect de la grippe est fugace et changeant, et sa

nature protéïque, longtemps méconnue, déjoua les inves-
tigations médicales.

Après la récente et très cruelle épidémie de 1889-1890,
les bactériologistes, à l'envi, voulurent démontrer l'existence d'un agent infectieux spécifique de la grippe. Seif-
fert, Klebs, Teissier, Roux, Pittion, accusèrent bien des
microbes, depuis reconnus simples complices de l'influenza. C'est à Pfeiffer, en Allemagne, que revient l'honneur d'avoir découvert le vrai coupable.

Le bacille de Pfeiffer, inoculé aux singes, détermine des
accidents qui rappellent ceux de l'influenza humaine !...
Nouvel appoint, aussi original qu'inattendu, pour la cause
du Darwinisme.

La grippe est contagieuse ; c'est un fait absolument établi. D'après le docteur Netter « le plus ordinairement la
« contagion est directe. La personne atteinte a été en
« rapport avec un malade. Il suffit d'un temps extrême-
« ment court. Il semble que, dès le début de la maladie,
« avant même les premiers signes de catarrhe, le sujet
« soit susceptible de transmettre la maladie et qu'il con-
« serve ce pouvoir au cours de la convalescence ».

La grippe ou influenza, nous le disions plus haut, n'a
pas un type défini : elle est bâtarde. Elle s'insinue, habile
en ses déguisements, chez les organismes les plus vail-
lants. Aux maladies anciennes, elle donne subitement
une allure nouvelle ; réveillant brusquement un symptôme douloureux, elle fait d'une affection chronique, une
affection aiguë.

La grippe n'est pas toujours un parasite des vieux états morbides ; elle frappe à l'improviste un être plein de santé et prend, chez l'élu infortuné, les allures d'une fièvre infectieuse.

Donner une description générale de la grippe n'est pas possible, puisqu'elle revêt des symptômes communs à beaucoup de maladies. Les voies respiratoires paraissent toutefois, dans la majorité des cas, être son siège de prédilection. La grippe se manifeste, souvent à son début, par un coryza, un rhume de cerveau, de l'enrouement, une toux légère, en un mot par une bronchite. Que la grippe soit bénigne ou accompagnée de complications malheureuses, sa venue brutale est, en général, dévoilée par certains signes assez nets.

« L'affection s'annonce presque toujours par un frisson « léger, bientôt suivi de chaleur générale et irrégulière, « des éternuements fréquents, une douleur occupant tan- « tôt le dos, tantôt les membres et tantôt la poitrine ».

Les douleurs de la tête, la céphalalgie, ont pour siège habituel, le front, la racine du nez et les tempes. Cette céphalalgie, parfois extrêmement violente, peut durer de quarante-huit heures à quelques jours. Le malade ressent, en outre, des douleurs vagues dans les muscles de tout le corps ; il éprouve un sentiment de lassitude qui persiste pendant tout le cours de la grippe.

La fièvre de la grippe, dans les cas moyens, ne dépasse pas 39 degrés ; mais on a pu constater jusqu'à 40 degrés et plus, à la grande frayeur de l'entourage du patient.

La grippe, dans sa forme simple, évolue assez rapidement et sans danger ; mais souvent bien des complications sont venues entraver la marche de la maladie. On a vu des épidémies d'influenza revêtir un véritable caractère de gravité, dû à une prédominance de troubles nerveux, gastriques ou pulmonaires. Méningites, gastrites, entérites, pneumonies ou pleurésies sont tributaires du bacille de l'influenza. Ce sont là des faits rares et qui ne doivent pas porter le noir en l'esprit des lecteurs. La grippe est surtout longue et pénible chez les personnes déjà malades ou qui n'ont pris aucun souci de leur santé pendant les malaises du début.

Le traitement de la grippe sera général et symptomatique. Le médecin habituel du malade, qui mieux que tout autre connaît son tempérament, saura approprier la médication à la localisation de la maladie elle-même.

Nerveux, dyspeptiques ou catarrheux offrent des terrains divers, sur lesquels la grippe évoluera d'une façon différente. En dehors de la médication symptomatique, les lotions froides, le drap mouillé, la quinine, la phénacétine, l'antipyrine combattront la réaction fébrile. Le naphtol, à l'intérieur, produira une antiseptie salutaire du tube digestif. L'état général se trouvera bien également d'excitants, tels que les grogs, le cognac.

La grippe n'épargne personne, jeunes ou vieux, fous ou sages. De la cabane au palais, elle vole, traînant à sa suite un cortège de douleurs. Elle surprend en sa retraite l'homme morose et craintif, aussi bien qu'en un joyeux banquet, le gai luron qui, la coupe en main, chante gloire à Bacchus.

Ainsi donc, puisque de par le monde, il est des maux inévitables, que la philosophie ou le rire nous dédommagent des menaces du lendemain.

***

La Peste

Peste à bubons. — Peste à charbons. — Le sérum antipesteux de Yersin.

Des pays orientaux, où elle semblait confinée, la peste vient de faire son apparition en Europe.

Durant longtemps, l'Inde fut le grand berceau de la maladie. Dans leurs courses aventureuses, les caravanes, allant de l'Asie aux possessions ottomanes du Nord-Est de l'Afrique, créèrent sur leur passage des foyers d'infection. De la Mecque au pays de Hedjaz, d'où leurs yeux de fanatiques emportent la vision de la mosquée de Kasbah, les pèlerins, chaque année, traînent à leur suite vers le Caire et la Tripolitaine, les germes du mal terrible. La misère, la faim, les fatigues, déciment les hordes musulmanes dans leur marche vers la ville sainte : les cadavres, çà, et là, jalonnent les dunes et désignent les douloureuses étapes : la peste fait son ravage.

La Perse, la Russie, aux environs d'Astrakan ; l'Inde ; la Chine, dans les provinces de Canton et du Yunnan ; la Tripolitaine, l'Égypte, telles sont les régions habituellement frappées de la peste.

La peste est une maladie éminemment contagieuse. La contagion se fait par les vêtements du malade ou des objets touchés par lui : les cadavres eux mêmes deviennent causes d'infection. Les marchandises venues des pays pestiférés la transportent facilement.

Le microbe de la peste a été découvert et isolé par Yersin, en 1894. On retrouve ce microbe dans les ganglions et le sang des animaux qui ont succombé à la maladie.

Les premiers symptômes de l'affection, dite peste ou peste bubonique, ne se manifestent habituellement qu'après une période de quatre à six jours.

Un malaise général, des étourdissements, des nausées, des frissons, des douleurs dans les régions de l'aine, des aisselles, tels sont les signes de début.

Dans la majorité des cas, un grand frisson ouvre la scène. La peau est brûlante, la température atteint 40, 41 et même 42 degrés.

Le malade souffre de violentes douleurs névralgiques à la tête, au thorax ; en proie à une anxiété précordiale qui l'oppresse, le visage exsangue, abattu, les pupilles dilatées, il sent tout à coup les forces le trahir complètement. A l'anéantissement physique, se joint bientôt un étrange vide cérébral, de l'embarras de la parole.

Le délire survient et, sans défense, indifférent à ce qui l'entoure, le pestiféré parait plongé dans un monde d'hallucinations parfois douces, terribles aussi en quelques cas.

L'infection augmente ; tous les organes sont envahis. La langue sèche, fendillée, laisse voir une ligne bleu foncé en son milieu : ce symptôme serait caractéristique d'après le professeur Von Heine. Le ventre ballonné, tendu, les selles diarrhéiques, quelquefois la constipation, indiquent l'état typhique du tube digestif. Les poumons œdématiés présentent parfois de la pneumonie infectieuse. Le foie est augmenté de volume. Les hémorragies les plus diverses peuvent enfin compliquer l'affection.

Dans les cas de guérison, après quatre ou cinq jours de symptômes alarmants, la rémission s'opère par des sueurs abondantes. La température tombe peu à peu, en même temps que les divers signes généraux s'amendent.

Malheureusement, les cas bénins de peste sont très rares : ordinairement les phénomènes d'infection et de contagion, restant les mêmes, la maladie passe à la période dite bubonique.

La période de la peste dite peste *bubonique*, se caractérise par l'apparition, à la face supérieure et interne de la cuisse, au pli de l'aine, aux aisselles, à l'angle de la mâchoire, de tumeurs variant de volume. Ces *bubons*, très douloureux dès le début, se résorbent quelquefois : dans la majorité des cas, ils aboutissent à une suppuration difficile à tarir et laissant à sa suite des cicatrices à bords indurés.

Les ganglions superficiels ne sont pas les seuls à se transformer en bubons. Les ganglions profonds, souvent infectés, entraînent, suivant leur siège, des désordres graves, tels que : de la gêne dans la déglutition, de l'asphyxie, des œdèmes.

En même temps que les bubons, le plus souvent après

eux, sur le corps du pestiféré, se montrent des plaques noirâtres sphacélées. Ces zones de pustules indurées ressemblent à la pustule du charbon.

Les charbons de la peste n'apparaissent pas dans tous les cas, mais un même individu peut être porteur de six à douze plaques charbonneuses. Des érythèmes multiples déterminent encore des lésions cutanées chez les pestiférés.

A la suite d'un règlement international du 5 mars 1876, les pays civilisés ont opposé aux ravages de la peste, le système des quarantaines à tous les navires venant d'un point contaminé. Les cordons sanitaires établis en Russie et en Orient ont rendu de grands services. Malgré toutes les précautions, la peste a pu passer en Europe et le Portugal actuellement est frappé par le fléau.

Jusqu'à ces dernières années, la thérapeutique de la peste n'était guère définie. Les excitants, les toniques, les bains froids, agents habituellement employés contre les grandes infections, constituaient les moyens auxquels on pouvait s'adresser.

En semblable occurence, grande était la mortalité des malheureux atteints par la maladie.

Aujourd'hui, la peste est efficacement combattue.

Devant le danger qui menace l'Europe, la science française, une fois de plus, pourra fièrement revendiquer l'honneur d'avoir doté l'humanité d'une arme puissante contre la peste.

C'est du sein de l'Institut Pasteur, grâce à la découverte du docteur Yersin, qu'est sorti le sérum antipesteux.

Le sérum antipesteux fut ainsi préparé par le docteur Yersin. Il injecta une culture virulente de coccobacille à un cheval ; après trois semaines, le sérum fut à la fois préventif et curatif. Le sérum essayé surtout dans l'Inde a donné vingt et un succès contre deux insuccès.

Le traitement doit être employé, autant que possible, dans les deux premiers jours de la maladie. Vingt à trente centimètres cubes suffisent, si l'on commence le traitement le premier jour ; plus tard, on peut donner quarante centimètres, soixante et même quatre-vingt-dix centimètres cubes.

En pleine évolution de la peste, le laboratoire de l'Institut Pasteur avait envoyé à Porto une Commission d'étude, chargée d'expérimenter le sérum antipesteux.

La Commission française se composait du docteur Calmette, le directeur de l'Institut Pasteur, à Lille ; du docteur Salimbeni, préparateur du docteur Roux, à l'Institut Pasteur de Paris.

A nos compatriotes, se joignirent, à Porto, les médecins délégués des pays étrangers et les expériences furent faites.

Aujourd'hui, les ravages de la peste sont enrayés : la terrible maladie a trouvé son remède vainqueur et la Commission dite internationale, vient d'établir son rapport sur la prophylaxie et le traitement de la peste bubonique.

Dans l'emploi du sérum antipesteux, la Commission internationale avait à trancher deux questions importantes :

1° Le sérum antipesteux avait-il une action curative réelle ?

2° Ce même sérum était-il doué d'une action préventive ?

Voici les conclusions du rapport de la Commission internationale de Porto :

« Les expériences relatives à l'action préventive du sérum ont porté sur des souris et des singes. La Commission a constaté que les souris inoculées préventivement avec 0 cc. 02 de sérum, et les singes inoculés avec 2 cc. résistent définitivement, et n'éprouvent aucun malaise apparent lorsqu'on leur inocule, vingt-quatre ou quarante-huit heures après le sérum, une dose de virus pesteux, sûrement mortelle en moins de trente-six heures pour les souris, en moins de cinq jours pour les singes.

En ce qui concerne les expériences de thérapeutique, la Commission a constaté que toutes les souris inoculées avec une dose de culture de peste sûrement mortelle en trente-six heures pour des souris témoins, et traitées jusqu'à quatorze heures après l'infection par 0 cc. 25 de sérum injecté sous la peau, résistent définitivement.

La Commission s'attache maintenant à déterminer, par

d'autres expériences sur les singes, les doses de sérum à employer suivant le délai écoulé depuis l'infection et selon la gravité des symptômes.

La Commission s'est assurée d'abord que ce sérum, injecté sous la peau des malades, même à de très hautes doses quotidiennes (40 à 60 cc.), n'est susceptible de produire aucun accident.

Elle a reconnu ensuite que, dans certains cas d'intervention tardive, ou chez des malades gravement atteints de pneumonie pesteuse par exemple, ou encore chez des malades qui présentent une éruption de pustules avec œdème du tissu cellulaire sous-cutané, empêchant l'absorption par la peau, il est indiqué d'introduire le sérum dans l'organisme par la voie intra-veineuse. On peut très facilement injecter, en une seule fois, 20 cc. de sérum dans les veines d'un malade, en prenant, bien entendu, toutes les précautions usuelles pour éviter l'introduction de flocons d'albumine ou de bulles d'air dans les vaisseaux.

Lorsqu'il s'agit d'un cas de peste bubonique léger et soigné dès le début de la maladie, le traitement consistera à injecter sous la peau du flanc droit ou gauche, 20 cc. de sérum en une fois. On renouvellera l'injection chaque jour, jusqu'à ce que la température du malade soit retombée à la normale, et si celle-ci tend à s'élever de nouveau par la suite, on injectera encore des petites doses quotidiennes de 10 cc. de sérum.

Dans le cas de la peste bubonique grave, avec très forte fièvre et engorgement ganglionnaire multiple, il sera toujours prudent d'injecter d'emblée, le premier jour, 40 cc. de sérum sous la peau en une seule dose. On renouvellera l'injection le lendemain. On diminuera la dose de sérum, s'il y a lieu, les jours suivants, jusqu'à disparition de tous phénomènes fébriles. On ne devra jamais craindre d'employer, dès le début de la maladie, de fortes doses de sérum, et on devra continuer à en injecter de petites doses répétées chaque jour, tant qu'il existe de la fièvre.

Dès à présent, en se basant sur les expériences de laboratoire et sur les applications cliniques effectuées à l'hôpital de Bonfim, depuis le 4 septembre dernier, la Commission conclut à « l'efficacité préventive incon-« testable du sérum, à sa remarquable action thérapeu-« tique, lorsqu'il est employé convenablement, et à la « nécessité de l'adopter dans le traitement de la peste ».

***

L'Actinomycose.

Complètement inconnue autrefois, entraînant à sa suite les lésions organiques les plus graves, l'actinomycose offre encore aujourd'hui le type parfait de ces maladies redevables à la science moderne de la découverte de leur origine, et partant de leur guérison.

Ici encore, c'est sous l'objectif d'un microscope que la lumière s'est faite, venant éclairer d'un vrai jour l'étiologie d'une affection parasitaire. En 1853, en France, Laboulbène et Lebert avaient rencontré dans certaines suppurations, des grains jaunâtres de nature spéciale. Cette remarque, faite pour la première fois par les auteurs français, ne devait pas être tenue en grande considération par les histologistes de notre pays. Par contre, à l'étranger, en Italie et en Allemagne, les savants ne tardèrent pas à citer des observations semblables. Bientôt même, une maladie fut décrite, avec ses symptômes, ses causes, son diagnostic, par un médecin éminent italien Rivolta. L'affection qui, actuellement, est connue sous le nom d'actinomycose, porta également longtemps le nom de maladie de Rivolta.

Après avoir fait le sujet de bien des discussions à

l'étranger, l'actinomycose devint en France le sujet d'études approfondies de Julien, Bricon, Firket, Israël, Mathieu, Mandereau. Enfin, en 1888, Nocart et Lucet présentaient à l'Académie de médecine, le premier cas d'actinomycose dont on put, au microscope, prouver la nature parasitaire.

Un cachet d'exotisme ne déplaît pas en France ; fait banal, mais cruel pourtant : si nul n'est prophète en notre pays, notre insouciance et notre esprit railleur ne devraient-ils pas trouver porte close devant les découvertes scientifiques.

En 1893 encore, beaucoup de bons esprits refusaient à l'actinomycose un droit de patrie. On ne voulait voir, en elle, qu'une maladie étrangère, importée en France. Tout en comprenant ce refus d'hospitalité à un hôte aussi désagréable, force fut bien de s'incliner.

C'est au professeur Poncet, de Lyon, que l'on doit d'avoir dessillé les yeux de bien des aveugles ; c'est sous sa direction que furent poursuivies, de tous côtés, les recherches de l'actinomycose, en France. Ce fut lui qui jeta le premier cri d'alarme en présence d'une maladie grave, méconnue, et cependant relativement assez fréquente.

En 1892, le premier cas vu et étudié à Lyon par Poncet et Dor, fut bientôt suivi d'observations semblables.

En 1896, déjà 26 cas étaient signalés par des chirurgiens de Lyon ou des environs.

Sur d'autres points de la France, l'actinomycose reconnue se répartissait ainsi : 5 cas dans le Gard ; 8 à Bordeaux ; 10 à Paris ; 4 à Tours ; 4 à Lille ; 3 à Reims ; 2 à Toulouse ; 3 à Nancy ; 1 à Orléans.

A Saint-Étienne, en 1897, au Congrès de l'Association Française pour l'avancement des sciences, Poncet et Bérard, rapporteurs, ont nettement mis au point la question de l'actinomycose, particulièrement en France.

L'actinomycose est produite par un petit parasite végétal, un champignon « *l'actinomyces bovis* », qui s'attache à la surface des graminées, et en particulier du blé. L'actinomyces bovis se présente sous la forme de grains de sable « disséminés » dans une couche glaireuse.

Les travaux de Jonne en 1880, d'Israel en 1883, de Hanau en 1889, de Rivolta en 1895, ont permis de constater que l'inoculation du parasite végétal produisait sur les animaux, des tumeurs spéciales sur lesquelles nous reviendrons. On a pu prouver aussi la transmission possible de l'animal à l'animal.

Les bœufs sont très fréquemment infectés par l'actinomycose : aussi a-t-on accusé comme cause de contagion pour l'homme, le contact avec les bestiaux. La maladie ne s'observe pas seulement chez des personnes approchant des bestiaux.

L'infection est réalisée le plus souvent par l'intermédiaire des végétaux. « D'ordinaire, dit le professeur Poncet, c'est un grain de céréale ou un brin d'herbe « mâchonné et avalé par inadvertance, ou employé comme « cure-dent, qui sert de véhicule au parasite. Plus rare-

« ment on a pu incriminer des poussières inhalées et
« transportées directement dans les voies respiratoires,
« par exemple au cours du battage des céréales. Aussi les
« lésions affectent, de préférence, les tissus voisins des
« orifices naturels ou des cavités internes en communica-
« tion avec l'extérieur : tube digestif, poumon, etc., et les
« habitants des campagnes sont plus exposés à la
« maladie que ceux des villes. »

En raison même des modes de contagion que nous
avons décrits, on comprendra que la face et la cavité
buccale soient surtout le siège des lésions de l'actinomycose. Dès que le parasite a élu domicile dans l'organisme humain, il pénètre les différents tissus, grâce à
un véritable procédé de forage, « un travail de taupi-
« nière. » (Poncet, Congrès de Saint-Étienne).

La peau, le tissu sous-cutané, les muscles, le périoste,
les os sont, tour à tour, perforés de galeries. Dans la
majorité des cas, l'actinomyces bovis détermine une
inflammation des parties molles.

Chez le malade, en qui sourdement l'affection fait des
ravages, une grosse tumeur apparaît à la face, par exemple. D'abord indolore, ne s'accompagnant pas de fièvre,
la tumeur devient violacée, s'ulcère : de petits pertuis se
font jour, trajets fistuleux entre lesquels apparaissent
des noyaux indurés et des grains jaunâtres.

C'est là le début ordinaire de la maladie : parfois, cependant, son évolution ressemble beaucoup à celle d'un

phlegmon avec élévation de température, frissons, rougeur des tissus.

Dans la cavité buccale, le maxillaire, attaqué par le parasite, subit une altération du périoste et du tissu osseux, donnant lieu à de véritables séquestres. La langue envahie par l'actinomycose présente à sa pointe une petite tumeur de la grosseur d'une noisette, très peu saillante, recouverte de muqueuse saine.

Chez les **bovidés**, la langue des animaux atteints d'actinomycose, offre un caractère spécial bien connu des médecins-vétérinaires et qui a fait donner à l'affection le nom de « langue de bois ».

Par l'intermédiaire des galeries que le parasite ouvre dans sa marche envahissante, l'actinomycose peut envahir tous les organes de l'économie. Déchirant la paroi d'un vaisseau, il va, entraîné dans le courant de la circulation, se localiser aux poumons, au foie, au rein, à la rate, au cerveau.

Entre toutes les formes d'actinomycose cachées, l'actinomycose thoracique est peut-être celle qui offre le plus d'intérêt pour le médecin.

L'actinomycose thoracique secondaire peut simuler, durant son évolution, une bronchite, une pleurésie, une pneumonie, mais surtout *la tuberculose pulmonaire*.

Comme la tuberculose pulmonaire, la maladie revêt parfois un début insidieux, avec les symptômes similaires du côté du murmure respiratoire. Comme elle, elle peut présenter des râles, des souffles, des bruits cavitaires, des hémoptysies. Des signes particuliers permettent, cependant, au praticien, d'affirmer son diagnostic. L'examen microscopique des crachats peut lever tous les doutes. A l'auscultation, on constate qu'à l'inverse de la tuberculose, ce sont les lobes inférieurs du poumon qui offrent les signes d'une lésion quelconque. Enfin, comme l'indique le professeur Poncet, il est caractéristique dans l'actinomycose pulmonaire, que les phénomènes pleuro-pulmonaires coexistent avec des signes de tumeur du médiastin ayant envahi la paroi de la cage thoracique.

Trop long serait ici l'exposé de toutes les formes que peut revêtir l'actinomycose. On a vu, tour à tour, la maladie localisée à la peau, au tissu osseux, à la paroi abdominale. Le docteur Reboul, de Nîmes, en octobre 1898, a eu l'occasion de soigner un moissonneur pour une tumeur actinomycosique de l'ombilic. « L'examen de la « tumeur a montré sur la coupe, de petits grains jaunes « disséminés, que l'examen microscopique a montré com « posés d'actinomyces. Dans plusieurs petites cavités « purulentes, se trouvaient des glumelles de blé, autour « desquelles les grains d'actinomyces étaient très abon- « dants.

« Les cultures ont donné de belles colonies d'actino- « myces.

« Cette observation confirme l'importance des piqûres « avec des épis de blé, dans l'étiologie de l'actinomycose, « et montre la possibilité du développement de cette « maladie au niveau de l'ombilic ».

L'actinomycose, longtemps méconnue, en tant que maladie ayant un type bien déterminé, est aujourd'hui une affection guérissable.

Toutefois, si les localisations cutanées sont rapidement combattues, il n'en est pas de même des localisations secondaires profondes, en un mot, des complications très souvent mortelles.

Éviter la contagion de l'actinomycose, combattre l'affection elle-même à ses débuts, telles sont les indications de la thérapeuthique.

La prophylaxie de la maladie consiste dans l'inspection des viandes de boucherie, par le rejet de toutes viandes soupçonnées d'acticomycose, tel qu'on le pratique pour les animaux tuberculeux. Il convient encore de s'abstenir de porter à la bouche les grains, les épis de blé.

Le traitement même de l'actinomycose est à la fois médical et chirurgical.

Après les études de Gautier sur les effets de l'électro-chimie, en 1891, de Billroth sur les inoculations par la lymphe de Koch ; Thomassen réussit à guérir les lésions chez le bœuf, par l'iodure de potassium à haute dose. Nocard, en 1893, appliqua, avec succès, la méthode de Thomassen.

L'iodure de potassium dont on a voulu, peut-être à tort, faire une panacée quasi-universelle est, à la vérité, une pierre de touche dans beaucoup d'affections. Ses effets sur l'actinomycose sont des plus curieux, et vraiment ils semblent dépendre un peu de la médecine homéopathique. L'actinomyces se développe, en effet, admirablement, dans une gélatine additionnée de 1 pour cent d'iodure de potassium. Nocard, Dor, Dubreuilh ont pu le constater dans leurs recherches de laboratoire.

Au traitement de l'iodure, il convient de joindre un régime tonique.

Les lésions accessibles devront toujours, en outre, être attaquées par des moyens chirurgicaux. A la face, à la joue, la curette du chirurgien aura facilement raison des trajets fistuleux, des foyers purulents, des séquestres osseux.

Pour terminer, une dernière recommandation : quand, de par les champs, en le nonchaloir des promenades, vous irez en rêvant, ne portez pas à vos lèvres la tige de la fleurette, cueillie au hasard, par votre main distraite. Ce geste si naturel, si simple, peut avoir de funestes conséquences.

S'il vous en est souvenance, au long d'un sentier, pardonnez à la cruelle science qui, dans l'intérêt de l'humanité, jette parfois une note de matérialisme dans le décor poétique de la nature.

***

L'Anévrysme artériel. — Le nouveau traitement des anévrysmes.

> « Il dit : Non ! à celui sous qui tremble le pôle ;
> « Soudain, l'ange muet met la main sur l'épaule
> « Du railleur effronté ;
> « La mort, derrière lui, surgit pendant qu'il chante,
> « Dieu remplit tout à coup cette bouche crachante
> « Avec l'éternité ».

En l'éclat de la fête, sur la fin d'un gai repas, alors que la joie animait les visages, un cri d'effroi a retenti. Le rire aux lèvres, le verre en main, brutalement saisi par une force invisible, un convive, comme foudroyé, vient de rouler sans vie au milieu de l'effroi général. L'anévrysme rompu a fait son œuvre.

On a divisé les anévrysmes, en anévrysmes artériels, artérioso-veineux, cirsoïdes. Nous voulons ici, faire de la question, une étude simple et claire ; notre but est de donner uniquement les notions nécessaires à connaître. Nous passerons donc en revue les causes, les symptômes, les complications, le traitement des anévrysmes simples, dits artériels.

On désigne du nom d'anévrysme, une poche formée par les parois altérées d'une artère et communiquant avec ce vaisseau par un orifice.

Il s'agit, on le voit, d'une dilatation plus ou moins forte de l'artère.

Cette dilatation siège comme un sac sur le côté, d'où une variété d'anévrysme sacciforme ; elle peut comprendre le vaisseau dans son ensemble, sur une petite portion de son parcours, d'où une variété dite fusiforme.

Nos artères se composent de trois tuniques, une externe, une interne, une moyenne. La tunique moyenne est formée de fibres élastiques. L'histologie nous a montré que c'est la destruction ou la désorganisation de la tunique moyenne qui donne naissance aux anévrysmes. Eppinger, en particulier, a nettement expliqué la destruction des éléments élastiques.

La tunique moyenne désorganisée, la tunique interne n'est plus assez solide pour résister à l'ondée sanguine, d'où apparition d'une fissure par laquelle le sang artériel pénètre peu à peu dans l'interstice des parois altérées.

Bientôt une petite poche est formée. A chaque systole ou contraction du cœur, une certaine quantité de sang s'écoule dans le sac anévrysmal et le distend. A chaque diastole ou dilatation, une quantité correspondante de liquide passe du sac dans l'artère. Tel est le mécanisme de formation de l'anévrysme. Dans la suite, sa marche est sans cesse envahissante. La cavité s'agrandit de jour en jour sous l'effort du flux et du reflux de l'ondée sanguine : son développement incessant se fait aux dépens des parois qui vont s'amincissant. Leur résistance diminue et pour aboutir, dans un délai plus ou moins court à la fissure, à la gangrène ou à la rupture.

C'est une erreur que de regarder l'anévrysme comme

une lésion de l'âge mûr, on le rencontre bien plus souvent chez les individus d'âge moyen.

« Dans la statistique de Lisfranc, sur 120 anévrysmes,
« 88 avaient trait à des sujets de 25 à 50 ans ; dans celle
« de Crips, sur 505, 327 concernaient des malades de 30 à
« 50 ans ».

(Delbet, Traité de chirurgie, 1898).

Sexes, races, climat... et le reste ! autant de facteurs incriminés. Les hommes sont plus souvent atteints que les femmes, c'est un fait acquis, inclinons-nous devant ce... doux privilège ! Quant à aller chercher une prédisposition de race, l'influence néfaste d'un ciel inclément ou d'une jeunesse orageuse, c'est vouloir fredonner l'éternelle chanson. En vérité, l'alcoolisme paraît, en somme, à de rares exceptions près, l'une des causes les plus justiciables de l'athérome, la maladie de nos artères, et finalement de l'anévrysme.

En dehors de toutes ces hypothèses, il est cependant des faits nets et dignes d'être signalés.

Certains individus, très jeunes, ont présenté des anévrysmes d'une espèce particulière. Eppinger a montré que ces sortes d'anévrysmes étaient dus à une insuffisance de développement de la paroi moyenne élastique des artères.

Des anévrysmes parasitaires ont été observés chez les animaux, les chevaux en particulier. Chez l'homme, des embolies septiques dues à des colonies microbiennes de streptocoques ou de staphylocoques ont produit les mêmes désordres. L'anévrysme traumatique est dû à une lésion incomplète de l'artère. Peatok, Zahn, Quincke l'ont obtenu expérimentalement. Des contusions, des plaies, ont donné naissance à de semblables lésions. Certaines attitudes, la position à genoux, par exemple, ont paru être une cause déterminante d'anévrysmes superficiels, tels que l'anévrysme du creux poplité.

On peut dire, d'une façon générale, que les anévrysmes sont superficiels ou profonds. Lorsque la tumeur sanguine est superficielle, les symptômes en sont extrêmement précis. Elle est *ovoïde, mobile* dans le sens de l'artère. La main perçoit à son niveau un frémissement particulier, le *thrill* des Anglais. Au toucher, on constate des battements qui peuvent être perçus à l'œil nu. Il est, entre tous, un symptôme pathognomonique des anévrysmes, c'est *l'expansion*. Si l'on place un doigt de chaque côté de la tumeur, on constate qu'elle grossit à chaque systole ou contraction ventriculaire.

A l'auscultation, l'oreille perçoit un *bruit de souffle* que J.-L. Petit rapprochait du bruit de l'eau traversant les tuyaux des fontaines. Il est intermittent et coïncide avec la pulsation artérielle. Enfin, pour signaler un dernier symptôme, disons que la tumeur peut entraîner le retard de la pulsation. Si un malade a un anévrysme d'une artère du bras droit, les battements du pouls au bras droit se feront après ceux du pouls, au bras gauche : il y a un retard dans l'arrivée de l'ondée sanguine, dû à la tumeur anévrysmale placée sur le trajet.

Presque toujours, la marche d'un anévrysme est lente, insidieuse. En dehors de ce qui se passe pour une tumeur très superficielle, le malade, souvent au début, ne constate que des phénomènes très vagues, de la lourdeur dans un membre, de la gêne dans une articulation, de l'œdème. Des troubles nerveux complètent parfois ce tableau mal défini, des paralysies légères qui « ne sont pas dues à la « simple compression des nerfs, mais bien à l'englobe- « ment des troncs nerveux par des tissus d'inflamma- « tion chronique qui se forment autour du sac. » (Delbet, *Traité de Clinique*, 1898).

La gravité d'une affection telle que l'anévrysme, explique les efforts constants de la médecine à chercher un traitement efficace.

Depuis Valsalva, en 1731 — grand apôtre des saignées, de la diète et des purgations ! tel le maître de Gil-Blas de Santillane ! — la thérapeutique semble avoir tout essayé.

Les méthodes les plus en faveur actuellement, sont celles qui s'attaquent à la destruction du sac et celles qui cherchent à obtenir la coagulation du sang. La méthode de la coagulation du sang est celle qui a obtenu le plus de faveurs dans le monde savant.

Au cours d'études sur cette affection, les médecins avaient pu constater parfois, quoique très rarement, des cas de *guérison spontanée* d'anévrysmes.

Dans la suite, on a pu expérimentalement prouver que ces guérisons spontanées étaient dues au remplissement du sac par des caillots. Un caillot se détachait de la paroi, venait boucher l'orifice de communication avec l'artère D'autres caillots se formaient dans la suite.

Tout récemment, le professeur Lancereaux a cherché à réaliser, par des injections sous-cutanées, un mécanisme simple, permettant d'augmenter considérablement la coagulation du sang.

Le 11 octobre 1898, M. Lancereaux a présenté à l'Académie de Médecine deux malades guéris d'anévrysmes de la crosse de l'aorte, par des injections sous-cutanées de solution de gélatine.

On injecte sous la peau du malade 250 centimètres cubes d'une solution de gélatine à 2 pour 100 d'eau salée ; 15 et 20 injections suffisent généralement pour obtenir la guérison complète.

Le professeur Huchard, à son tour, a rapporté le cas d'un gros anévrysme guéri en 20 injections gélatineuses. A côté du nouveau traitement par les injections, le professeur Huchard recommande de surveiller de très près l'alimentation du malade. Suivant les cas, on s'adressera au régime lacté exclusif ou au régime lacto-végétarien. Deux litres de lait par jour, tous les légumes, les fruits, jamais de viande.

Comme médication. l'iodure, la trinitrine permettront de surveiller les phénomènes d'hypotension ou de vaso-dilatation, si fréquents dans la maladie.

Ce nouveau traitement des anévrysmes a déjà enregistré de nombreux succès. C'est une arme puissante que la médecine a pu acquérir pour combattre une affection dont le pronostic était des plus sombres.

* *

L'Erysipèle.

Les yeux boursouflés, le nez gonflé, les lèvres grossies, tous les traits déformés, le malade atteint d'érysipèle de la face examine, inquiet, son visage dont la peau tendue et luisante se recouvre çà et là de plaques rouges limitées par un léger relief.

L'érysipèle se localise à la face dans la majorité des cas, mais sans, pour cela, épargner les autres régions du corps. Une plaie, une solution de continuité des tissus extrêmement petite, suffit à l'agent infectieux, cause de l'érysipèle, pour pénétrer dans l'organisme.

L'étiologie de l'érysipèle a été, pendant de longues années, le sujet de discussions d'où ne jaillissait pas la lumière. En présence d'une plaie, parfois plaie opératoire se compliquant d'un érysipèle, la « très commode « théorie de l'*inflammation* » a pu, jusqu'à un certain point, satisfaire les esprits très observateurs, mais peu positifs de nos ancêtres. Bien embarrassés, cependant, étaient les anciens chirurgiens en face d'un érésypèle spontané, ne paraissant succéder à aucune lésion visible : en pareil cas, la funeste inflammation elle-même n'avait plus raison d'être. En fin de compte et pour se tirer d'affaire, les chirurgiens nommaient érysipèle médical, l'érysipèle assez irrévérencieux pour se montrer tout à coup, sans crier gare, sur un être dont l'état général paraissait indemne jusque-là.

Aujourd'hui, médecins et chirurgiens se donnent la main, et, fort modestement, n'admettent plus qu'une seule et même cause de l'érysipèle.

Faire l'historique complet de la maladie demanderait un volume. Cruveiller, Beraud, Bouillaud, Vulpian se sont, entre autres, occupés de son anatomie pathologique. En 1868, avec Nepveu, élève de Verneuil, s'ouvre l'ère des recherches vraiment scientifiques.

Cet auteur décrit les petits corpuscules ovoïdes découverts par lui dans le sang des malades atteints d'érysipèle. Lukomsky, Bouchard et enfin Doleris, recherchent l'agent infectieux de l'érysipèle. C'est à *Fehleisen (Die (Etiologie des Erysipels*, Berlin, 1883) que revient l'honneur d'avoir découvert le véritable microbe de l'érysipèle.

Ce savant allemand isola le microbe soupçonné et trouvé par lui ; il en inocula des cultures à des animaux et put reproduire, chez eux, un érysipèle type.

La maladie infectieuse, appelée érysipèle, se développe sourdement.

L'espace de temps, compris entre la pénétration de l'agent infectieux et l'apparition de l'érysipèle, varie de quarante-huit heures à huit jours.

La vérité est que l'inoculation passe presque toujours inaperçue. Un érysipèle de la face se manifeste un beau

jour sans que le malade ait souvenance d'une plaie antérieure. L'érysipèle spontané, sans foyer d'infection, ne
peut exister, et, en cherchant bien, on trouve toujours
dans les oreilles, dans le nez, voire même dans la gorge,
une petite lésion, complice néfaste, qui a donné asile au
microbe de Fehleisen.

L'érysipèle ne débute donc pas par les manifestations
cutanées. Bien avant elles, une lassitude générale, un
manque d'appétit, des maux de tête ont succédé à la
bonne santé. Dans la majorité des cas, également à cette
période, le malade éprouve un violent frisson ou de petits
frissons répétés. La fièvre paraît et peut atteindre 39 à
40 degrés. Sur la peau, en un endroit du corps, une rougeur se montre. La région devient chaude, douloureuse,
la plaque rouge va grandissant, mais toujours nettement
limitée par un léger bourrelet. L'érysipèle se manifeste-
t-il sur des parties du corps où les tissus offrent une certaine souplesse ? Alors une tuméfaction, parfois considérable, accompagne son invasion. A la face, il gonfle les
paupières, le nez, les lèvres, au grand désespoir des
minois chiffonnés qu'il rend méconnaissables, pour peu
de temps... heureusement !

Au cuir chevelu, à la nuque, la plaque de l'érysipèle
est souvent recouverte de petites vésicules. Aux membres, sur le tronc, la rougeur est moins manifeste.

La durée de l'érysipèle varie entre cinq et dix jours.
Dès que le malade entre dans la période de déclin, la fièvre, qui, jusqu'alors, oscillait entre 39 et 40 degrés, tombe

brusquement. La douleur disparaît, la rougeur s'atténue, et la peau reprend sa coloration primitive.

Dans notre description, nous avons en vue un érysipèle de moyenne intensité.

Des complications peuvent, au cours de l'affection, lui donner un caractère de gravité tout particulier. Parmi les érysipèles à formes graves, il faut citer les érysipèles gangreneux, typhoïdes, hémorragiques et l'érysipèle des nouveau-nés.

L'érysipèle des nouveau nés mérite une mention spéciale. Cet érysipèle, rare aujourd'hui, en raison de l'antisepsie, se montre au niveau de la cicatrice du cordon ombilical, après la chute de ce dernier.

Une infection semblable est chose grave, si l'on songe à la faiblesse de l'organisme atteint. Des lavages antiseptiques, une toilette soignée du nouveau-né, évitent le danger.

L'érysipèle revêt souvent une forme très bénigne. Dans ce cas, la réaction générale est faible: pas ou peu de fièvre, une rougeur légère; tous ces symptômes disparaissent en quatre ou cinq jours. Entre tous les érysipèles atténués, l'un des plus curieux est certainement l'érysipèle dit « à répétition ».

Certains tempéraments féminins semblent prédisposés à l'envahissement de l'érysipèle. De jeunes femmes peuvent, pendant longtemps, aux époques menstruelles, présenter, en général, à la face, une véritable éruption érysipélateuse.

La cause de l'érysipèle à répétition a fourni matière à des travaux sur le réveil, pour ainsi dire périodique, de microbes d'une même maladie. Verneuil a invoqué la théorie du microbisme latent ! Les germes d'un premier érysipèle persisteraient, dans ces cas, sur l'individu, attendant une solution de continuité, un terrain favorable pour s'inoculer encore une fois. Semblables conditions paraissent se réaliser aux périodes menstruelles. Un fait certain est qu'Achalme a pu, deux mois après un érysipèle, constater la présence du streptocoque de Fehleisen dans les lymphatiques.

Le traitement de l'érysipèle découle de sa cause. La médecine actuelle, se guidant sur la thérapeutique antiseptique, attaque la maladie infectieuse, et dans ses manifestations générales, et dans ses manifestations locales.

Contre la réaction fébrile dans les cas aigus, le sulfate de quinine — et mieux, au début, une abondante purgation saline — entraînera une dérivation salutaire. La purgation, même celle de Molière, est encore le meilleur antiseptique intestinal.

En présence de la lésion cutanée elle-même, on arrêtera la marche de la ou des plaques rouges de l'érysipèle en limitant leur bourrelet au moyen d'applications répétées d'un collodion antiseptique.

Des fumigations, au moyen des vapeurs de solutions sublimées ou phéniquées faibles, seront pratiquées plusieurs fois par jour sur la région atteinte. Il conviendra également de pratiquer des lavages du nez, de la gorge, des oreilles, etc., afin d'entretenir une excessive propreté de tout l'organisme.

Les formes graves de l'érysipèle réclament, cela va sans dire, une thérapeutique toute spéciale.

Les lotions réfrigérantes, les bains froids, sont du ressort des complications typhoïdes, adynamiques, etc. ; ce sont là des armes dont, seul, au chevet du malade, le médecin peut juger l'utilité de l'emploi.

Dans la majorité des cas, l'érysipèle est bénin.

Que cela vous soit à consolation, aimables lectrices, si quelque déesse jalouse de vos charmes, sous l'aspect d'un érysipèle, défigurait votre visage. Songez alors que vous êtes plongées dans un affreux cauchemar, un peu long, il est vrai. Au réveil, après quelques jours, vous paraîtrez de nouveau belles, le teint rose et frais, la bouche rieuse, les yeux charmants et... charmeurs.

⁎

Les Furoncles. — L'Anthrax.

Le dos voûté, la tête baissée ou penchée de côté, l'air emprunté, ainsi va le malade, dont la nuque irritée est endolorie par la poussée d'un furoncle.

Le furoncle ou clou atteint tous les âges et tous les sexes : il consiste en une petite tumeur acuminée qui s'ulcère à son sommet après quelques jours et donne issue à une masse de tissus mortifiés : le *bourbillon*.

Jusqu'en 1880, on attribuait le furoncle à des causes diverses : depuis cette époque, on ne voit plus en elles que des intermédiaires favorables à la pénétration dans l'organisme, d'un microbe spécifique du furoncle et de l'anthrax.

En 1880, Pasteur démontra dans le furoncle et l'anthrax la présence du *staphylocoque doré*. Depuis, les inoculations et les cultures prouvèrent l'exactitude de la découverte pastorienne. Le développement du furoncle se fait, en général, dans les glandes de la peau et dans l'appareil pilo-sébacé.

Les études de cliniques et bactériologiques ont indiqué nettement, dans ces dernières années, l'analogie complète qui existe entre le furoncle et l'anthrax. Longtemps séparées, ces deux affections n'en font plus qu'une aujour-d'hui. L'anthrax est formé d'une réunion de furoncles, d'une infection confluente de staphylocoques sur un même point.

Le microbe de l'anthrax et du furoncle, avons-nous dit, pénètre de préférence dans les glandes de la peau et dans les follicules pileux. Des causes prédisposantes favorisent la migration de l'agent infectieux. Le frottement parfois journalier de la selle, explique la furonculose des jeunes cavaliers.

Les journaliers, les débardeurs, les chiffonniers, la peau sans cesse irritée par les poussières, sont sujets à des furoncles.

Entre toutes les causes générales du furoncle et de l'anthrax, il en est une, connue depuis fort longtemps : le diabète.

Dès 1840, Groult, en Angleterre, montra l'étroite relation du furoncle et surtout du furoncle grave, l'anthrax, avec le diabète. Après bien des recherches sur ce sujet, on a pensé que la glycosurie devait offrir un terrain préparé à l'infection et par suite au staphylocoque.

Le furoncle ou clou débute par une petite rougeur insignifiante, accompagnée de démangeaisons. La peau se soulève peu à peu, montrant une petite tumeur à base arrondie, à sommet creusé d'une ulcération grisâtre. La douleur augmente, les tissus sont tendus. Vers le cinquième ou sixième jour, le centre de la tumeur se ramollit, et donne issue à un liquide séro-purulent, laissant à découvert un cratère au fond duquel on aperçoit une masse blanchâtre et dure.

Le lendemain ou le surlendemain, cette masse : le bourbillon, fait issue de lui-même ou sous l'effort de pressions périphériques. Dans la suite, la réparation survient rapidement ; le furoncle se cicatrise, laissant encore autour de lui une zone d'induration sensible au toucher.

Le furoncle est une affection presque toujours bénigne ; seuls, les furoncles de la face entraînent parfois de graves complications. Trude, chirurgien danois, en 1860. indiqua le danger des furoncles de la face. Depuis, Nadaud, en 1864, Trélat, en 1864, Denucé, en 1890, Reverdin, Verneuil, Crevasse. Le Dentu ont nettement déterminé les causes des funestes conséquences du furoncle de la face.

Des raisons anatomiques sont les facteurs d'accidents observés par ces auteurs.

Au moyen de vaisseaux intermédiaires, que les médecins nomment des anastomoses, les veines de la face et du cou communiquent avec les canaux veineux de la base du crâne. Un furoncle de la face peut entraîner une phlébite d'une veine voisine : la phlébite se communique à d'autres veines, et, en particulier, à la veine ophtalmique, large voie de transport du sang ; mais aussi d'une infection cutanée, aux centres cérébraux. La mort est ainsi, dans certains cas, le résultat de ces méningites secondaires.

L'anthrax, on le comprendra, étant une réunion de furoncles, s'accompagne de symptômes beaucoup plus aigus, et ses conséquences sont beaucoup plus graves. L'évolution de l'anthrax est longue, pénible. L'ensemble des furoncles réunis dans la tumeur anthrax forme une sorte de guêpier, ainsi désigne-t-on l'anthrax en chirurgie moderne. Le guêpier offre de nombreux canaux, correspondant chacun à une zone inflammatoire. La mortification des tissus ne se fait pas sans s'accompagner d'une douleur très vive et de température élevée.

Certains anthrax peuvent devenir énormes et entraîner, après eux, des complications variant avec leur siège.

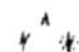

L'origine microbienne du furoncle et de l'anthrax étant indéniable, c'est à l'antisepsie qu'on a recours pour combattre leurs lésions. A son apparition, on peut tenter de faire avorter un furoncle.

Le meilleur spécifique, **dans** ce cas, consiste à appliquer fréquemment sur la petite rougeur de la teinture d'iode. Employée pure, elle est antiseptique et caustique et pénètre très facilement dans les tissus en voie d'infection. A une période déjà avancée, les compresses humides phéniquées ou sublimées remplaceront *l'antique cataplasme*. Il est des erreurs qui ne vivent que grâce à l'obstination de la sottise humaine ; en chirurgie, le cataplasme en est la preuve.

Le cataplasme, on ne cesse pourtant de le répéter, est

un excellent milieu de culture pour les microbes : ils y vivent à leur aise et y pullulent avec joie. Le cataplasme n'a d'utile que sa tiédeur calmante et son humidité constante.

Ce sont là de précieuses qualités que l'on peut retrouver dans un cataplasme moderne antiseptique, ainsi que l'explique Faure dans un article de l'un de ses derniers ouvrages de chirurgie.

« Il faut remplacer les farines, la mie de pain et toutes
« les substances fermentescibles, qui servaient autrefois
« à la confection des cataplasmes, par des compresses
« imbibées de solutions antiseptiques sous une assez
« forte épaisseur et recouvertes d'une toile imperméable
« quelconque, taffetas gommé, etc.

« Si la solution antiseptique dans laquelle on plonge la
« gaze est chaude, que la gaze abondante est bien humec-
« tée, le pansement fera l'effet d'un véritable bain, son ac-
« tion sédative sera la même que celle de l'ancien cata-
« plasme, il atténuera les douleurs ; mais en outre, loin de
« favoriser la prolifération microbienne et l'ensemence-
« ment des germes, il s'opposera à leur développement en
« constituant un milieu où il leur est impossible de vivre».

L'anthrax et le furoncle admettent le même traitement ; toutefois, en raison de sa gravité, l'anthrax demande souvent une énergique intervention. Au début de l'anthrax, on s'est bien trouvé des vaporisations phéniquées préconisées par Vermeuil. Des injections phéniquées, dans la tumeur même, ont également donné de bons résultats.

Ici, au reste, la marche de l'anthrax réclame, en général, l'intervention chirurgicale : les détails techniques ne peuvent en être donnés dans un article de vulgarisation scientifique. Toutefois, qu'on veuille bien se souvenir qu'en médecine comme en chirurgie, la minutieuse propreté est une des conditions du succès. D'après le dicton populaire, un furoncle ne va jamais seul, en matière de pathologie. « un clou ne chasse pas l'autre », au contraire. Par des lavages antiseptiques, isolez méthodiquement la petite tumeur des régions avoisinantes ; prenez soin de votre linge et de vos mains, et vous éviterez cette invasion des *staphylocoques* qui, promenés çà et là, donnent naissance à la furonculose.

La levure de bière dans le diabète et la furonculose.

Au début de son œuvre géniale, Pasteur, déconcertant le monde savant, osa attaquer le premier les théories de la génération spontanée. Par ses découvertes sur les ferments, Pasteur inaugurait une ère de travaux glorieux et bienfaisants. Les études du maître sur les levures mettaient en lumière le rôle véritable des fermentations dans le règne végétal.

Des faits, basés sur l'expérience, prouvaient qu'il existe dans la nature, des cellules particulières, petits champignons nommés « saccharomyces » dont la propriété est de dédoubler le sucre en alcool et en acide carbonique.

Partant de ces principes nettement établis, la médecine ne devait pas tarder à essayer l'action des ferments dans l'organisme humain. Entre toutes les maladies, le diabète devait offrir un champ très naturel d'expériences.

Décomposer le sucre, formé en excès chez le diabétique, par l'introduction d'un ferment qui le séparerait en alcool et en acide carbonique, fut le problème que se posa immédiatement la thérapeutique.

Parmi les ferments, le plus facile à manier et le plus inoffensif, était la levure de bière.

Dès 1854, Bird Herapath expérimenta la levure de bière dans la glycosurie. La méthode en demeura là, jusqu'à une date toute récente. Ce fut seulement en 1889 que l'usage des ferments, dans la pratique médicale, donna l'essor à toute une série de recherches qui se continuent encore à l'heure actuelle.

En 1893, de Backer utilise la levure dans le traitement de la tuberculose et publie ses premières observations.

En 1894, le docteur Debouzy, de Wignelles, fait paraître de remarquables résultats obtenus dans le traitement du diabète et de la furonculose par la levure de bière.

Depuis, les docteurs Cassael, de Bordeaux ; Mosse, de Toulouse : Gambert, de Toulouse : Haan, du Hâvre, obtinrent des guérisons dans des affections similaires.

On sait à quels inconvénients l'on se heurte dans le traitement ordinaire des diabétiques. La suppression, chez eux, des féculents, l'obligation absolue de se nourrir exclusivement de viandes, d'aliments azotés, entraînent souvent des troubles secondaires du côté des reins, des lésions cutanées, de la constipation, du coma diabétique, etc.

En présence des difficultés liées à une thérapeutique aussi infidèle, on comprendra l'émulation des savants à chercher une guérison du diabète dans l'usage des ferments. C'est à la levure de bière que l'on s'adresse en pareil cas.

Après une série d'expériences de laboratoire, faites d'abord sur des chiens, les docteurs Cassaet et Beylot, de Bordeaux, sont arrivés aux conclusions suivantes :

Tout d'abord, le régime alimentaire du malade reste normal.

En second lieu : 1° Il y a parfois diminution immédiate et manifeste de la glycosurie ;

2° Dans d'autres circonstances, la glycosurie augmente momentanément, puis diminue ensuite et atteint un chiffre inférieur à celui que donnait le régime de Bouchardat. (Le plus sévère et le plus efficace de tous jusqu'alors) ;

3° L'état général s'est toujours amélioré : les forces et le poids ont toujours augmenté ;

4° Avec l'asthénie, habituelle à ces malades, ont disparu les douleurs qu'ils ressentent à toutes les périodes de l'affection ; quelquefois elles ont été simplement atténuées, mais l'amélioration était suffisante pour permettre le retour à la vie antérieure.

La levure sera prise aux repas, délayée dans du vin blanc ou dans de la bière ; de cette façon, elle est acceptée sans difficulté. Les seuls inconvénients, et encore ils ne sont pas constants, sont le développement dans l'estomac d'une grande quantité de gaz inodores, les éructations fréquentes, les diarrhées, accidents qui persistent pendant toute la période d'accoutumance du malade à son régime.

On donne deux à trois cuillerées à potasse de levure par jour, soit 30 grammes environ, dose qu'on peut réduire tous les trois ou quatre jours à une cuillerée ; la levure conservant sa vitalité dans le tube digestif ; pour la même raison, on pourra également suspendre, de temps à autre, l'absorption de la levure pendant quelques jours.

Donnée dans ces conditions, la levure nous semble répondre, dans une certaine mesure, au désideratum de M. le professeur Brouardel, qui s'exprimait ainsi dans sa thèse d'agrégation : « Empêcher le sucre de se former, « favoriser sa destruction ou son élimination quand il « existe en excès, voilà les deux termes du problème à « résoudre ».

La furonculose vient de trouver également son remède, pour ainsi dire spécifique, dans la levure de bière.

On sait que le furoncle et surtout l'anthrax formé d'une réunion de furoncles, sont souvent liés au diabète : on peut admettre, par suite, que si le furonculeux n'est pas toujours un diabétique, son sang, cependant, présente un état hyperglycosurique très particulier.

Brouardel a cité le cas de deux jeunes garçons pâtissiers qui, après avoir mangé du sucre pendant quinze jours, eurent une éruption confluente de furoncles, mais pas de sucre dans les urines.

Le docteur Debouzy, l'un des premiers, obtint des guérisons rapides et probantes dans le traitement des furoncles par la levure de bière.

A Paris, le docteur Brocq a expérimenté, sur lui-même d'abord, sur plusieurs malades ensuite, l'action de la levure de bière. D'après ses observations, dès le quatrième jour du traitement, les furoncles, voire même de gros anthrax, s'affaissent ; la douleur et la fièvre disparaissent. La cure agit également sur des sujets atteints depuis de longues années de furoncles, et sur lesquels aucun autre procédé n'avait pu enrayer complètement une infirmité peu dangereuse, mais très désagréable.

Dans la furonculose, on utilise la levure de bière à la dose de trois cuillerées à café par jour dans de la bière ou une eau minérale alcaline.

On pourrait se servir, au besoin, de la levure des boulangers, mais avec beaucoup moins de précision.

Des brûlures. — Cause de gravité des brûlures. — Leur traitement.

Parmi les lésions qui, brutalement, peuvent atteindre nos tissus, les brûlures sont, peut-être, les plus graves. Une perte de substance entraîne à sa suite une plaie, dont la réparation est plus ou moins longue : la marche d'une plaie, suite de brûlure, s'accompagne souvent de complications extrêmement dangereuses.

A toutes les époques, les chirurgiens, dans leurs traités, se sont lamentés sur les accidents imprévus qui aggravent les brûlures confiées à leurs soins. Fièvre, infection purulente, tétanos, étaient des ennemis terribles, auxiliaires de la mort, qu'il leur fallait combattre sans comprendre leur présence.

On a interprété, cela va sans dire, de façons fort différentes, les complications des brûlures. Sans s'arrêter avec J.-L. Petit, à la théorie de l'irritation du sympathique, ni à la théorie du refoulement du sang, défendue par Dupuytren, il convient de citer les recherches de Delpech sur le fonctionnement de la peau. Delpech et ses adeptes, Viquier, Billrotch, prétendent que les perturbations des fonctions de la peau rendent compte du pronostic funeste des brûlures. La destruction des tissus supprimerait la respiration cutanée et empêcherait l'élimination des principes toxiques du sang.

Se basant sur cette opinion, Foureault et Bouley ont entrepris des expériences sur les chevaux. Des chevaux furent enduits d'une substance imperméable, vernis ou goudron; ces animaux moururent tous d'asphyxie lente. Ces faits nous démontrent, une fois de plus, la grande utilité de la respiration cutanée, mais n'expliquent rien dans le cas où ses brûlures, très peu étendues, ont déterminé des accidents graves.

Une théorie, soutenue par Wilks, Lesser, Schmidt, a été à son tour bien accueillie dans le monde savant. L'altération du sang, disent ces auteurs, est la cause des troubles mortels qu'entraînent les brûlures. Chez les brûlés, atteints de brûlures profondes, les autopsies démontrent, en effet, la formation de véritables caillots dans le torrent circulatoire. Le sang présente, sous forme de plaquettes, des thrombus, répandus ainsi dans les artères, et, par suite, dans les veines de tout le corps.

La bactériologie, qui, chaque jour, éclaire les recherches de la pathologie, vient de résoudre, en partie, le problème si discuté de la gravité des brûlures.

Une brûlure profonde est une destruction de tissus, une plaie : mais c'est une plaie de mauvaise nature qui renferme, en elle, des microbes, agents de la septicémie. En dehors des débris de vêtements, des détritus de corps étrangers qui ont pu la souiller, *une brûlure est toujours infectée par elle-même.*

Les tissus brûlés, détruits, sont tissus morts qui sécrètent, comme les tissus des cadavres, des « ptomaïnes ».

La gravité d'une brûlure est due à l'intoxication de l'organisme du brûlé par des microbes ou par leurs produits.

Une brûlure profonde peut seule, paraît-il, au premier abord, donner lieu à une infection grave. Il convient de savoir qu'une brûlure légère superficielle, tout comme une autre plaie, est exposée à l'infection par l'air, par les vêtements, par les mains.

Reiss, Boyer, Guinard, après des études de laboratoire, sont arrivés aux conclusions suivantes :

« Chez des chiens, dont tout un côté du corps avait été « fortement échaudé à l'eau bouillante, nous avons re- « cueilli des urines qui tuaient un lapin en raison de « 147, 81, 70, 12 et 9 centimètres cubes par kilogramme « d'animal. Or, à l'état normal, il faut 200 centimètres « cubes d'urine de chien pour arriver au même résultat ».

Boyer et Guirard prétendent que « l'organisme des « brûlés élabore des poisons, dont l'intervention doit être « considérable dans le développement des symptômes « généraux ».

En Italie, MM. Vassale et Secchi échaudèrent cruellement, procédé barbare, mais utile, des cobayes. Des injections de cobayes brûlés, faites à des cobayes bien portants, déterminèrent une mort rapide chez ces derniers. En Amérique, M. Kijanitzen obtint les mêmes résultats publiés dans le « *John Hopkins Hospital* », avril 1877.

Partie du siège de la brûlure, l'infection se généralise rapidement ; de là, la fièvre, la suppuration. Certains phénomènes locaux aggravent encore l'état du blessé. Du côté de l'appareil respiratoire, on peut constater de la pneumonie, de la pleurésie. Du côté de l'appareil urinaire, de l'albuminerie. L'albuminerie est extrêmement fréquente, s'accompagnant parfois de diminution dans la sécrétion urinaire.

Tous ces phénomènes s'expliquent par la présence des microbes transformant le sang en un milieu de culture, et semant ainsi la septicémie dans tout l'organisme.

Les recherches bactériologiques ont singulièrement modifié le traitement des brûlures.

Une brûlure est une plaie infectée ; l'antisepsie la plus rigoureuse peut, seule, en avoir raison.

Les premiers essais de traitement antiseptique des brûlures sont dus à M. le docteur Périer, chirurgien des hôpitaux de Paris, et à son élève, Mme Nageotte. Mme Nageotte, une Russe, doctoresse de la Faculté de Paris, présenta comme thèse, une méthode qui, depuis, est demeurée la méthode rationnelle du traitement des brûlures. Mme Nageotte, tant à Lariboisière, dans le service de son maître, que dans les autres hôpitaux, s'était consacrée au traitement des brûlures.

En présence d'une brûlure grave, Mme Nageotte n'hésilait pas à s'entourer de toutes les précautions que nécessite une opération chirurgicale quelconque. La plupart des brûlés, presque toujours ouvriers d'usines, arrivaient souillés par le charbon, les poussières et parfois aussi par une malpropreté... naturelle.

En semblable occurence, le blessé, débarrassé de ses vêtements, allongé sur la table d'opération, était savonné des pieds à la tête. Cette première opération faite, les plaies des brûlures, à leur tour soigneusement lavées et désinfectées à grand renfort de solutions de sublimé, étaient recouvertes d'un pansement antiseptique iodoformé ou salolé avec bandage ouaté compressif.

En raison de l'étendue et de la profondeur des brûlures, certains brûlés devaient être endormis par le chloroforme, avant de subir leur toilette antiseptique.

La méthode de M. le docteur Périer et de son élève Mme Nageotte fut couronnée de succès. Pour ma part, j'ai souvenance d'un fait dont je fus témoin étant externe et de garde. Deux blessés, affreusement brûlés par une explosion de chaudière, venaient d'être portés en hâte à l'hôpital. En raison de l'étendue des brûlures et de l'état de souffrance de ces deux malheureux, mes camarades et moi gardions peu d'espoir de leur être utiles. La thèse de Mme Nageotte venait de paraître.

Nous prîmes sur nous de suivre ses conseils. Endormis sous le chloroforme, les pauvres diables furent brossés, savonnés, lavés au sublimé, pansés à l'iodoforme. Les plaies étaient si nombreuses, qu'après l'opération, nos

blessés ressemblaient à des momies entourées de bande-
lettes.

La fièvre fut insignifiante ; l'odeur épouvantable, signe
de purulence, que d'habitude exhalent les brûlés, ne se
montra pas. Les jours suivants, les pansements renou-
velés nous laissèrent voir des tissus en bonne voie de
cicatrisation. La guérison arriva lente, mais sans aucune
complication. Nous fûmes ravis de notre succès et, pour
ma part, j'en ai toujours gardé à Mme Nageotte et à M. le
docteur Périer, un très profond souvenir.

La méthode antiseptique du traitement des brûlures,
préconisée par Mme Nageotte, est maintenant appliquée
partout. Au point de vue des agents antiseptiques eux-
mêmes, des changements se sont produits; mais ce sont
là perfectionnements de métier.

L'acide picrique est en faveur actuellement, en attendant... mieux.

De tout ceci, qu'il vous souvienne seulement, chers
lecteurs, qu'une brûlure peut toujours être une plaie
grave. Agissez comme pour une blessure ordinaire : lavez
vos mains   lavez la plaie ensuite, à l'eau bouillie
recouvrez-la de compresses également bouillies. Votre
médecin, à son arrivée, appliquera un antiseptique de
son choix et... selon l'art.

Le Tétanos.

Dans un rapport très intéressant, M. Nocard, à l'Académie de médecine, vient de rendre compte de nouvelles expériences faites sur le sérum antitétanique. Déjà, en 1890, Behring et Kitasato annonçaient qu'ils étaient arrivés à immuniser des animaux sensibles au tétanos, en leur inoculant une culture de tétanos, suivie d'une injection de trichlorure d'iode.

Dans la suite, Tizzoni et Cattani, en Italie, Vaillard en France et enfin Roux, au Congrès de Bucharest, en 1894, donnèrent de nouveaux résultats sur leurs recherches personnelles.

Le tétanos, bien que rare de nos jours, est encore une des plus terribles affections que nous ayons à combattre. L'émulation des savants de tous les pays à la recherche d'un sérum, indique assez qu'il faut encore compter avec sa redoutable puissance. Semblable, en cela, aux autres maladies microbiennes, le tétanos tend à disparaître ; mais, durant des siècles, il fit de nombreux ravages.

Infection mystérieuse, telle une foudroyante apparition, le tétanos se montrait fréquemment chez un blessé dont l'état paraissait, jusque-là, satisfaisant. Durant les guerres de l'Empire, Larrey, le célèbre chirurgien, au lende-

main des grands combats, voyait le tétanos ravager les
ambulances. Auxiliaire acharné de la mort, d'un conva-
lescent, le tétanos faisait un moribond.

Larrey nous a laissé une longue et savante description
de la maladie, tout en avouant son impuissance à en con
naitre l'origine.

Depuis cette époque, les hypothèses allèrent bon train
sur la nature du tétanos. Théorie nerveuse, théorie humo-
rale, eurent, tour à tour, les faveurs du monde savant.
En 1884, Arthur Nicolaïer, au laboratoire du professeur
Flügge, à Gœttingen, découvrit un microbe, qui fut depuis
reconnu comme l'agent spécifique du tétanos.

Nicolaïer avait trouvé le bacille du tétanos dans des
échantillons de terre pris à Berlin, à Leipzig, à Gœttin
gen, à Wiesbaden. Les terrains de ces contrées ne possé-
daient, malheureusement pas seuls, le triste privilège de
servir de champs de culture au funeste microbe. Le
bacille du tétanos vit dans le sol de tous les pays. C'est
un microbe anaérobie, c'est à dire vivant à l'abri de l'air
Il meurt dans un milieu saturé d'acide carbonique. Mis
en présence d'une plaie, d'une écorchure, dans certaines
conditions, il sécrète une toxine et détermine, chez
l'homme et chez quelques animaux, le tétanos.

De tous les animaux, le cheval est le plus souvent
atteint. Pendant longtemps, on a cru que le cheval com-
muniquait directement à l'homme, une maladie qui lui
était propre. Cette théorie vigoureusement soutenue n'est
plus admissible aujourd'hui. Trasbot et Nocard ont

démontré que le cheval, comme, au reste, d'autres herbivores, n'est qu'un agent de contagion entre la terre et le blessé. « On avait reconnu que les hommes atteints de
« tétanos étaient, le plus souvent, en rapport avec des che-
« vaux (charretiers, palefreniers, garçons de ferme), que
« des agents vulnérants étaient représentés par des objets
« en contact avec les chevaux (harnais, limons, roues de
« voiture).

« Ces faits, tout en prouvant le rôle important que joue
« le cheval dans l'étiologie du tétanos, ne sauraient infir-
« mer son origine tellurique. Si l'on trouve plus souvent
« le cheval comme agent de contagion, cela tient, d'une
« part, à ce que le cheval est un des animaux (non le seul).
« dont la réceptivité pour le tétanos est des plus grandes
« et, d'autre part, à ce que son contact avec l'homme est
« journalier.

« Ce qui est surtout dangereux, c'est la souillure des
« plaies par la terre labourée ou fumée ». *Traité de chirurgie*, 1896. Le Tétanos, Ricard.

Le tétanos pénètre sournoisement dans l'organime d'un blessé. Le malade se sent triste, morose ; il éprouve en avant des oreilles, au niveau de l'angle de la mâchoire, une douleur légère. Peu à peu, la raideur des muscles de la face, la mâchoire s'accentue, devient violente ; les muscles entrent en contraction. Le front se plisse, les ailes du nez remontent, les yeux sont rétrécis, les lèvres entr'ouvertes laissent voir la bouche tiraillée par un rictus persistant.

A cette période, la fièvre s'empare du blessé et ne tarde pas à atteindre 40 degrés. A ce moment, le malade offre un aspect effrayant. La tête se renverse en arrière, tandis que les contractions spasmodiques gagnent les autres muscles du corps, le malheureux se sent enfermé dans des cercles, de plus en plus étroits, qui brisent sa poitrine. La cage thoracique se soulevant à peine, la respiration devient pénible, l'asphyxie commence.

Angoissé, terrifié, le blessé, en proie au tétanos, conserve intacte son intelligence et, jusqu'à la dernière heure, assiste conscient à sa propre agonie.

La mort, quoique fréquente, n'est pas toujours fatalement liée au tétanos. En dehors du tétanos aigu qui, du troisième au quatrième jour, parfois même en vingt-quatre heures, terrasse sa victime, il existe un tétanos moins grave. Dans ce dernier cas, la guérison paraît du septième au quatorzième jour.

La thérapeutique a, tour à tour, essayé et émoussé de nombreuses armes contre le tétanos. Le peu de succès obtenu jusqu'à ce jour tient surtout à l'extrême résistance que présente le bacille de Nicolaïer aux agents physiques et chimiques.

« Kitasato chauffait des cultures à 80° pendant une
« heure sans les tuer. On peut affirmer, avec ce même
« auteur, que les spores du tétanos résistent pendant plus
« de dix heures à l'acide phénique à 5 0/0, et qu'il faut
« plus de trois heures pour les tuer avec le sublimé à un
« millième ».

Les expériences de laboratoire permettent de comprendre le peu d'espérance que nous donnent les antiseptiques, eux-mêmes, dans le traitement du tétanos.

A un sérum antitétanique, appartient seul le pouvoir de guérir une affection aussi rebelle. Le sérum que la science possède actuellement n'est pas parfait..., mais il le deviendra. Actuellement, il représente, d'après la communication de M. Nocard à l'Académie de médecine, le meilleur moyen dont nous disposons.

Le Panaris.

Au lendemain d'une piqûre, d'une écorchure, au doigt blessé apparaît une légère rougeur sensible au toucher. Les jours suivants, la rougeur est diffuse, le doigt enflé : une douleur s'éveille ; d'abord sourde, intermittente, légère, elle devient aiguë, continue, intolérable. Toute la main semble envahie par la souffrance ; le panaris fait son œuvre.

On donne le nom de panaris, d'une façon générale, à toute inflammation phlegmoneuse des doigts.

Les panaris sont dus, presque toujours, à une cause dont on ne se méfie pas ; car il ne s'agit pas ici de violent traumatisme, de larges blessures, mais de lésions si minimes qu'elles passent inaperçues.

Une piqûre, une éraflure, tel est le point de départ de l'infection.

Les hommes, de par les travaux manuels, sont plus exposés que les femmes. La main droite est plus souvent atteinte que la gauche.

Certaines professions exposent aux panaris ; chez ces dernières, les inoculations septiques aux doigts sont des plus fréquentes.

Aussi, ces accidents se montrent-ils chez les cordon-

niers, les tailleurs, les tapissiers, les couturières, les cui-
sinières, etc.

Les panaris sont plus ou moins graves, suivant la profondeur des tissus atteints. On a adopté la classification
suivante en rapport avec les éléments envahis : le panaris
superficiel sous-épidermique, le panaris sous-cutané, le
panaris profond.

Le panaris superficiel, le plus répandu, comprend trois
sous-variétés : le panaris érythémateux qui, succédant à
des écorchures, se traduit par de la rougeur, du gonflement et se termine en quelques jours.

Le panaris phlycténoïde, caractérisé par la formation
d'une phlyctène, sous laquelle s'accumule la sérosité sécré-
tée par la surface du derme. Cette phlyctène envahit souvent le tour du doigt, et ne se guérit que très difficilement,
donnant naissance à de petites poussées successives.
Cette forme, très commune, est connue sous le nom populaire de tourniole.

Citons enfin le panaris unguéal, qui n'est qu'une tourniole localisée sur l'un des côtés ou à la base de l'ongle.

En dehors d'une légère douleur, aucun symptôme de
mauvais état général n'accompagne le panaris superficiel.

Il n'en est pas de même du panaris sous-cutané. Ici,
l'infection est plus sérieuse. La douleur, insupportable,
s'exaspère par la position déclive du doigt, par une tension de la pulpe devenue dure. De la fièvre, de l'insomnie
sont le cortège de la maladie qui aboutit à la formation
d'un foyer purulent.

Dans le panaris profond, on constate les symptômes d'un véritable phlegmon des doigts et de la main. La fièvre, les frissons, tous les signes d'une septicémie véritable marquent les étapes de l'affection. Partie d'un doigt, l'infection peut gagner la main, l'avant-bras et même le bras. La marche envahissante du panaris profond se termine par la destruction des tendons, voire même des os nécrosés.

La nature franchement infectieuse de la maladie en indique le traitement. Il faut remiser dans un juste oubli les populaires cataplasmes, faits d'ingrédients les plus variés, fort en honneur parmi les donneurs de conseils. L'antisepsie la plus rigoureuse s'impose en pareil cas.

Dans le panaris superficiel, aussi bien que dans le panaris profond, une méthode excellente est celle des bains locaux.

Trois et quatre fois dans les 24 heures, la main et l'avant-bras sont placés dans un grand bassin contenant une solution d'eau phéniquée tiède au 100me ou sublimée à 1/2000me. Un appareil, fort commode comme récipient, est représenté par une poissonnière semblable à celle dont on fait usage dans les cuisines. La durée du bain doit être de trois quarts d'heure environ. — La main et le bras sont ensuite enveloppés dans des compresses humides, également imbibées de la même solution antiseptique.

Cette pratique arrête souvent la propagation du mal. Dans bien des cas, une intervention chirurgicale est urgente et, seule, peut préserver les tissus des destructions menaçantes, des nécroses des tendons ou des phalanges.

La meilleure prophylaxie du panaris consiste en une minutieuse propreté des mains. A tous ceux que leur travail manuel expose aux petites blessures des tissus palmaires, nous ne saurions trop recommander une grande prudence. Ne négliger jamais une piqûre, aussi insignifiante qu'elle puisse vous paraître. Un bon savonnage, un lavage à l'eau phéniquée nettoieront une plaie qui, pour petite qu'elle soit, peut cependant ouvrir une porte suffisante à un panaris des doigts ou à un phlegmon du bras.

***

De l'entorse. — L'entorse du pied. — Son traitement par le massage. — Médecins et rebouteurs.

Le monde n'a jamais manqué de charlatans.
Cette science de tout temps,
Fut en professeurs très fertile.
(La Fontaine — Le Charlatan, fable XXI).

Dans la marche, brusquement arrêtée par une brutale douleur, qui rend son pied impotent, la victime d'une entorse ressent, en l'articulation lésée, une violente meurtrissure produite par un mouvement exagéré.

D'une manière générale, on dit qu'il y a entorse, lorsque les mouvements d'une articulation sont portés au-delà de leurs limites physiologiques. Ce déplacement n'est pas permanent, comme dans la luxation : il n'est pas consécutif à des lésions osseuses graves, comme dans la fracture.

L'entorse est un accident commun à tous les âges, mais surtout à l'adolescence. L'entorse du cou-de-pied ou tibio-tarsienne est la plus fréquente ; viennent ensuite les entorses du genou, du coude, du poignet, de l'épaule, etc.

Ne voulant pas sortir du cadre de la vulgarisation pratique, nous prendrons, comme type de l'entorse, sa forme la plus ordinaire, l'entorse tibio-tarsienne.

L'entorse du pied est toujours de cause indirecte : un faux pas, une chute, un mouvement de rotation trop rapide du pied, en dehors ou en dedans, déterminent la déchirure des ligaments de l'articulation.

A côté de cette étiologie simple et mécanique, des auteurs ont cité des causes prédisposantes éloignées, telles que des attitudes vicieuses chez les pieds-bots, le genu valgum, etc. Les atrophies musculaires joueraient un rôle certain dans la pathogénie des entorses.

Sur les lésions organiques, résultats de l'entorse, nous ne nous étendrons pas ici.

Les parties constitutives de l'articulation subissent naturellement le contre-coup de l'accident; les ligaments sont lacérés, déchirés même parfois, entraînant avec eux des parcelles de leur base d'implantation. Les muscles, par distension forcée, peuvent être désinsérés, rompus, faire hernies ; les gaines aponévrotiques s'entr'ouvrent.

Les gros vaisseaux et les nerfs sont, en général, respectés ; les petits vaisseaux capillaires, par contre, donnent lieu aux épanchements sanguins et marquent de leurs ecchymoses la région blessée.

Douleur, gonflement, ecchymoses, impotence fonctionnelle, tels sont les symptômes de l'entorse.

La douleur est le signe initial : brutale, violente au moment même de l'accident, elle s'atténue et se localise, dans la suite, aux insertions des ligaments arrachés, et au niveau des interlignes articulaires.

Rarement immédiatement, mais presque toujours quelques heures après, survient le gonflement, en certains cas, assez marqué pour gêner l'exploration du médecin. Localisé au siège du mal, il envahit aussi les régions voisines. La peau, à son niveau, prend une teinte rouge violet, propre aux plaques d'ecchymoses.

L'entorse, en tant qu'affection chirurgicale, revêt presque toujours un caractère bénin. Il est, cependant, des complications inattendues qu'il faut connaître et sur lesquelles nous reviendrons plus loin.

Le traitement de l'entorse fut longtemps sujet à discussion.

L'accord aujourd'hui est fait, et, laissant de côté les appareils plus ou moins ingénieux, destinés à mobiliser ou à immobiliser le malade, les chirurgiens de nos jours donnent la préférence au massage.

Immédiatement après l'accident, une bonne précaution consiste à placer le pied blessé dans un bain aussi chaud que possible. Au sortir du bain, on pratiquera la première séance de massage.

Il est de toute évidence qu'en pareil cas, un spécialiste aura une main plus intelligente et moins nerveuse qu'un aide quelconque, fût-il plein de dévouement. Dans une circonstance urgente, le massage, cependant, est d'une pratique abordable pour tout le monde.

Le but du massage est de chasser de la trame des tissus

les exsudats et le sang épanchés, de les diffuser en les poussant dans le sens du courant veineux. La technique en est des plus simples. La voici indiquée en quelques lignes tirées d'un article de chirurgie pratique du *Bulletin médical*, mai, 1899.

« On commencera par des frictions légères avec le plat
« de la main, de bas en haut, dans le sens de la circula-
« tion veineuse, comme d'ailleurs toutes les autres mani-
« pulations massothérapiques. Quand la sensibilité com-
« mence à s'émousser, on aura recours à des pressions
« plus énergiques faites avec les pouces, en suivant les
« saillies et les gouttières tendineuses. Ces pressions se-
« ront successivement pratiquées sur les régions dorsale,
« interne et externe du pied, *en remontant*, s'il s'agit
« d'une entorse tibio-tarsienne, de la région médio-tar-
« sienne jusqu'à l'union du tiers inférieur ou au tiers
« moyen de la jambe : s'il s'agit d'une entorse médio-
« tarsienne, de l'extrémité des orteils jusqu'au niveau de
« l'articulation tibio-tarsienne avec cette réserve ; pour
« ce dernier genre d'entorse, que l'épanchement étant
« beaucoup moins considérable, on se contentera d'un
« massage moins prolongé et moins intensif.

« Les séances de massage devront être courtes (une
« dizaine de minutes), et assez fréquemment répétées
« (quatre ou cinq fois dans les vingt quatre heures).

« D'ailleurs, il ne saurait y avoir à ce sujet aucune règle
« fixe ; on se basera sur l'intensité de l'épanchement, sur
« l'état douloureux de l'articulation, sur l'état d'arthri-

« tisme du sujet, sur l'état des veines ; s'il existe de la
« phlébite ou de l'arthrite. On devra surseoir au massage
« ou le faire excessivement léger ».

Le massage est, pour ainsi dire, le traitement idéal de
l'entorse du pied *sans complications.*

Cette médication fut trop longtemps l'apanage des
rebouteurs. Les braves gens qui, de par les campagnes,
vivent encore de la crédulité des sots, doivent tout leur
succès à la pratique du massage dans des entorses... de
bonne composition !... Il en est qui se refusent à des
cures aussi simples.

Il convient d'insister ici, sur un fait très peu répandu :
L'entorse peut s'accompagner de deux sortes de complications. Les unes, pour ainsi dire directes, renferment
des lésions, suites de l'accident lui-même, fractures des
os, déchirures de la synoviale.

Les autres, indirectes, se rattachent à l'état général du
blessé, état constitutionnel acquis ou héréditaire. Chez
les arthritiques, en particulier, le traitement de l'entorse
réclame une longue durée.

Il est des individus chez lesquels à une entorse on peut
voir succéder une poussée de rhumatisme articulaire aigu
de l'arthrite grave.

Un distingué chirurgien, Robert, en 1884, a montré
que la plupart des entorses de jeunes soldats n'étaient
que le signe précurseur de la tuberculose de l'astragale.

En mettant ainsi sous son vrai jour le pronostic de l'entorse, nous avons voulu montrer que, si l'entorse simple

guérit toujours, même dans les mains des *jeteux de sorts*, *souffleurs* d'entorses, *rebouteurs*, etc., — il peut être aussi plus qu'imprudent de se livrer aux mains de semblables pitres. N'est-il pas pénible, en vérité, d'être obligé de défendre contre l'opinion publique, si facilement portée à médire, l'honnêteté du médecin trop souvent méconnue ?

$$* \\ * \ *$$

La Sciatique.

Le membre inférieur tendu, raidi dans l'inquiétude de la souffrance à venir, le malade atteint de sciatique sent, tout à coup, une douleur lancinante qui, partie d'en haut, descend en arrière de la cuisse pour s'irradier parfois dans la jambe, et jusqu'au pied du même côté.

Un nerf volumineux, le sciatique, sort d'une échancrure dite l'échancrure sciatique, située à la partie postérieure de l'os du bassin. Après s'être divisé en deux branches, le nerf descend, sous la forme de son rameau principal, en arrière de la cuisse. Sous le genou ou creux poplité, il se sépare en deux filets secondaires, destinés à la plus grande partie de l'innervation de la jambe et du pied. Après ces très sommaires notions d'anatomie, nous dirons que l'on donne le nom de « sciatique » à la névralgie du nerf que nous venons de décrire. L'étendue du territoire, dépendant de ses réseaux nerveux, explique l'extension si douloureuse de la maladie.

Les névropathes, les arthritiques, les goutteux, les diabétiques sont des sujets prédisposés. En dehors de ces causes diathésiques, le froid, le séjour dans des endroits humides font encore partie de son étiologie. Chez la femme, la compression exercée par un gros intestin constipé, par une déviation utérine; des tumeurs abdominales, la grossesse ont pu déterminer des phénomènes de sciatique. Les maladies infectieuses, la tuberculose, l'impaludisme et le... reste — ont pu être incriminés. Les travaux très modernes du professeur Quénu, reprenant les recherches de Bichat, ont permis de constater de véritables varices des veines qui entourent la gaine du nerf.

Le symptôme le plus net de la maladie est la douleur. Très particulière, elle donne la sensation d'une violente cuisson dont le malade indique fort exactement le trajet correspondant anatomiquement à celui du nerf et de ses branches.

On a voulu déterminer des points plus ou moins aigus, des zones hyperesthésiques sur le membre inférieur atteint. Ce sont là des détails sans grande importance.

Beaucoup plus intéressante est l'observation faite autrefois par Lassègue. Chez un malade frappé de sciatique, vient-on à soulever le membre inférieur *complètement étendu*, aussitôt l'on provoque une violente douleur. Par contre, veut-on élever le même membre, *la jambe fléchie sur la cuisse*, on ne détermine aucune souffrance.

« La douleur de la névralgie sciatique, dit le professeur
« Dieulafoy, éclate sous forme d'accès, qui sont réveillés
« par la marche, par la chaleur du lit; les élancements dou-
« loureux partent de divers points et sillonnent le membre
« en différents endroits (pied, jambe, genou, cuisse). Au
« moment des accès, les irradiations douloureuses sont

« fréquentes ; elles suivent les branches collatérales du
« plexus sacré, les branches du plexus lombaire et des
« nerfs intercostaux.

« En dehors de ces accès, le malade éprouve une sensa-
« tion d'endolorissement, d'engourdissement, de fourmil-
« lement, de brûlure. Il y a hyperesthésie cutanée. On
« peut provoquer la douleur à la pression sur les points
« déjà indiqués ou sur le trajet du nerf, à la partie posté-
« rieure de la cuisse ».

La sciatique, en général, est une névralgie de courte
durée, ne s'accompagnant pas de complications fâcheuses.
Certaines formes ont pu, cependant, par leur persistance
anormale, entraîner de l'atrophie des membres inférieurs.
Debove et Raymond ont cité, dans des sciatiques rebelles,
de la polyurie ; Rosenstein l'a vu s'aggraver par le diabète.

Charcot, Babinski et Brissaud ont pu constater, enfin,
une véritable déformation de la colonne vertébrale chez
des individus atteints de sciatique tenace.

Dans ces cas, le malade incline tout le tronc du côté
opposé pour diminuer d'abord volontairement, dans la
suite inconsciemment, le poids du corps, sur le membre
endolori.

Le caractère vraiment douloureux de la névralgie sciatique fait aisément comprendre le nombre des tentatives
faites en vue de sa guérison.

L'affection est-elle symptomatique d'un état général,
d'une diathèse, d'une lésion abdominale, d'un trauma-

tisme, il convient tout d'abord de s'attaquer à l'un quelconque de ces éléments, dont le rôle est, dans ce cas, prépondérant. C'est donc contre le symptôme douleur que la thérapeutique cherche surtout à combattre.

Nous ne parlerons que pour les citer, des bains de vapeur, des enveloppements ouatés, des liniments plus ou moins vantés et plus ou moins vainqueurs.

Au milieu du cortège des remèdes de bonne femme ou autres, il existe des éléments de lutte très efficaces contre la névralgie sciatique.

Luton, Damaschino ont obtenu des succès, il y a quelques années, par l'emploi d'injections irritantes de nitrate d'argent au 115°. Besnier avait remplacé le nitrate d'argent par du chloroforme.

La congélation par le chlorure de méthyle a donné des résultats excellents dans les mains du professeur Debove. Pour l'obtenir, on dirige sur la peau, dans toute l'étendue des régions douloureuses, un jet de *chlorure de méthyle* qui donne un refroidissement de — 23 degrés.

L'électricité, sous forme de *courants continus* tous les deux jours, pendant cinq à dix minutes, est d'un usage souvent efficace. On emploie les courants descendants et, en cas de douleurs très vives, les courants ascendants.

La chirurgie avait déjà tenté, il y a quelques années, la guérison de la sciatique rebelle par une opération, dite *élongation* du nerf sciatique.

L'opération consiste à pratiquer l'élongation véritable du nerf mis à nu ou opération de Bilhroth. On peut également obtenir cette élongation par flexion forcée du membre inférieur.

Il y a quelques mois, les chirurgiens ont obtenu des succès durables et sûrs par un procédé, dit le *hersage* du nerf sciatique.

Le tronc du nerf sciatique mis à nu, ses fibres nerveuses et son enveloppe sont dilacérées au moyen d'un petit instrument en forme de râteau, de herse. Les lésions, ainsi produites, tout en laissant au nerf lui-même sa vitalité, entraînaient, cependant, une anesthésie secondaire de tous les filets nerveux, et partant, la disparition de la névralgie.

* *

L'Ongle incarné.

Les chirurgiens désignent du nom d'onyxis ou ongle incarné des lésions de causes diverses dont le résultat est une inflammation des parties molles péri-unguéales.

L'étiologie de l'onyxis, sa nature propre sont complexes.

L'infection des régions environnant l'ongle peut être d'origine traumatique, succéder à une simple écorchure ou à une blessure plus grave.

L'onyxis peut n'être qu'un symptôme local d'une diathèse ou d'une maladie générale. Chez les enfants et les adolescents scrofuleux, on a décrit une forme d'onyxis, dite de Wardop, qui paraît liée à l'état constitutionnel des individus.

Les affections spécifiques déterminent encore des manifestations unguéales d'un ordre particulier.

Parmi les différentes variétés d'onyxis, il en est une qui se détache entre toutes, par cela même qu'elle est très commune, très répandue, c'est l'onyxis dite onyxis latérale ou ulcération de l'ongle incarné.

Le gros orteil est le siège de prédilection de l'ongle incarné. Sa cause est toujours mécanique. L'ongle, pour pénétrer dans les tissus et, en particulier, dans la rainure unguéale externe, doit être poussé de haut en bas, d'arrière en avant. Sa pression progressive irrite d'abord les tissus, puis finit par les entamer. Dans la majorité des cas, c'est à une chaussure qu'il faut attribuer l'irritation, cause initiale de l'ongle incarné.

Dès leur début, les symptômes de l'ongle incarné sont caractéristiques.

Au gros orteil, les téguments du bord unguéal se colorent, tandis qu'une douleur s'éveille, légère d'abord, puis sourde. La douleur s'amende avec le repos, le séjour au lit. Elle s'accentue avec la station debout, la marche.

Peu à peu la rainure unguénale présente une fissure qui, augmentant, prend l'aspect d'une petite ulcération. L'ulcération constituée, la suppuration apparaît : les tissus œdématiés, sans cesse irrités, par la pénétration de l'ongle dans la profondeur, deviennent le siège d'une douleur lancinante des plus vives.

L'onyxis est, en général, une affection très bénigne. Cependant, des complications peuvent survenir. Un ongle incarné, négligé ou mal soigné, peut entraîner des lymphangites de voisinage du pied et même de la jambe.

Alors que l'onyxis ne présente que des lésions inflammatoires peu graves, des soins d'hygiène permettent au porteur de l'ongle incarné de vivre à peu près en bonne intelligence avec son mal. Avoir des chaussures très aisées, bien ajustées, tenir l'ongle coupé carré, prendre des bains journaliers, sont des pratiques obligatoires.

Il conviendra également d'isoler l'ongle incarné des

parties molles. Un bourrelet d'ouate propre, introduit entre l'ongle et la gouttière unguéale, remplit les conditions voulues.

Malgré ces précautions, l'ongle incarné continue, parfois, sa marche envahissante, et l'ulcération ne peut être évitée.

Multiples sont les traitements tentés, avec plus ou moins de succès, contre l'onyxis ulcérée.

Après la destruction de l'ulcération fongueuse par le thermo-cautère, les attouchements au nitrate d'argent ; tour à tour, les chirurgiens se sont ingéniés à trouver un manuel opératoire plus ou moins délicat, destiné à obtenir la guérison de l'onyxis.

Les procédés de Dupuytren, de Guyon, de Follin, de Th. Anger, sont autant de méthodes toutes très appréciables.

Nous tenons à signaler ici un traitement, très pratique, de l'ongle incarné, qui vient de donner ses meilleurs résultats à ses propagateurs. Ce procédé consiste en simples pansements à base de nitrate de plomb.

Le traitement de l'ongle incarné par le nitrate de plomb était tombé depuis longtemps dans l'oubli, après tentatives incertaines. Il vient d'être étudié de nouveau par les docteurs Chailloux et Tardif de Longué. Entre leurs mains, il a donné de très nombreuses et évidentes preuves de son efficacité.

A la suite de leurs observations, le docteur Montprofit, le célèbre chirurgien d'Angers, dans son service de l'hôpital, a fait appliquer le traitement par le nitrate de plomb dans plusieurs cas d'onyxis latérale. Le docteur Mont-profit, dans un article de l'*Anjou Médical*, a publié ses conclusions tout en faveur de la méthode.

L'application du traitement par le nitrate de plomb est des plus simples et nous ne pouvons mieux faire que d'en laisser la description au docteur Tardif, de Longué :

« 1° Avec une spatule très plate ou un vulgaire bout
« d'allumette, glissez entre l'ongle et le bourrelet fon
« gueux, jusqu'à ce que vous soyez sûr d'avoir atteint la
« gouttière intra-unguéale, une mince couche d'ouate
« suffisamment longue pour que son autre partie libre se
« trouve recouvrir toute la partie saine de l'ongle ;

« 2° Préparez une petite mèche d'ouate que vous roulez
« entre les doigts et placez-la longitudinalement, c'est-à-
« dire parallèlement à la gouttière inguéale à la limite où
« vous jugez les chairs saines ;

« 3° Dans l'espèce de rainure ainsi formée, et où vous
« n'apercevez que le bourrelet fongueux, mettez le ni-
« trate de plomb régulièrement tassé, rabattez l'ouate qui
« recouvre l'ongle sur la mèche ci-dessus, ajoutez encore
« un peu d'ouate et placez une bande de gaze mouillée.

« Le lendemain, enlevez ce pansement. Au lieu de chairs
« sanieuses et suppurantes, vous êtes, le plus souvent,
« tout surpris de trouver des tissus rosés et de bon
« aspect. Replacez un pansement comme ci-dessus, et
« ainsi de suite jusqu'à ce que toutes les parties sanieuses
soient supprimées, c'est-à-dire jusqu'à ce que vous puis-

« siez nettement voir le bord incarné de l'ongle. Trois
« ou quatre pansements sont généralement suffisants.

« Changez alors de tactique. Patiemment, en une ou
« deux séances, relevez ce bord avec un peu d'ouate que
« vous glissez dessous, cessez l'emploi du nitrate de
« plomb, à moins que vous ne jugiez, par hasard, les
« chairs encore insuffisamment détruites ; faites un pan-
« sement sec, dites au malade de continuer ainsi, et c'est
« tout. L'ongle croîtra par dessus les chairs qui, loin d'être
« molles, sont maintenant comme tannées et parchemi-
« nées : il aura repris son chemin normal ; notre malade
« sera guéri ».

On le voit, ce procédé des plus simples méritait d'être
propagé. En vérité, ne devons-nous pas mettre à profit
un moyen qui, sans violence, peut combattre une infirmité devant laquelle ne trouve pas grâce, même, le pied
mignon d'une élégante mondaine.

Des Migraines.

Au sens propre du mot, la migraine n'est pas une affection déterminée. Elle représente une des manifestations habituelles d'un état diathésique, et particulièrement de l'arthritisme.

Elle est sœur de la goutte et très proche parente du rhumatisme. En raison de la prédominance de tels ou tels symptômes qui caractérisent ses accès, la migraine porte le nom de migraine vulgaire — migraine ophtalmique.

L'étiologie de la migraine simple se rattache très nettement à la prédisposition héréditaire.

Trousseau prétendait que la migraine n'était souvent qu'un accès de goutte larvée. Les professeurs Bouchard et Lancereaux ont prouvé la relation intime entre la migraine et le rhumatisme, l'arthrite, etc.

Les migraines représentent aussi l'une des manifestations des névroses héréditaires. Le neuro-arthritisme est. aujourd'hui. fait démontré. Il convient d'ajouter que les migraines peuvent être secondaires à quelques maladies chroniques, telles que les affections des fosses nasales, l'astigmatisme, les troubles digestifs.

Au point de vue anatomo-pathologique, les migraines seraient dues pour certains auteurs, à une névralgie des rameaux intra-crâniens du trijumeau. Pour d'autres, à une irritation du grand sympathique. Pour d'autres, enfin, à une paralysie de ce nerf. L'accord paraît être fait aujourd'hui. Les migraines ne sont que le résultat de troubles circulatoires d'une région de l'encéphale. Les recherches entreprises sur les migraines ophtalmiques ont permis de déterminer, dans ce cas, l'existence de véritables spasmes artériels limités à une région encéphalique.

L'accès de migraine débute, en général, le matin. Dès la veille, le migraineux se sent las, inquiet ; mais, par une étrange anomalie, souvent avant la crise, une sensation de bien-être très particulière lui voile sa prochaine souffrance.

Sur un côté de la tête, autour de l'orbite et à la région temporale, une douleur s'éveille d'abord légère, puis vive, lancinante, sans interruption.

Une vrille qui pénétrerait dans le crâne, un marteau dont les coups résonneraient sourdement ; telles sont les comparaisons habituelles qu'emploient les malades pour expliquer leur mal.

La douleur, ordinairement, siège d'un seul côté de la tête. Cette unilatéralité n'est pas cependant constante.

Bientôt, apparaissent des troubles digestifs qui, de la simple nausée, vont jusqu'aux vomissements.

A ce moment, de nouveaux éléments entrent en scène, éléments nerveux dus à des troubles psychiques. Le malade devient irritable, recherche le repos, le silence. Le visage, sous l'influence de phénomènes vaso-moteurs, se montre très pâle ou très rouge. Ces colorations physiologiques ont fait donner à la migraine le nom de migraine rouge et de migraine blanche. Eulenburg, Berger, Brumer et Rosenthal les distinguent en migraines sympathico-toniques et neuro-paralytiques.

Des troubles oculaires, d'origine réflexe, prennent sur certains sujets une allure caractéristique.

Le malade est atteint de vertiges, en même temps que sa vue est troublée par des symptômes, tels que le scotome, l'amblyopie, l'hémiopie.

En général, après une durée plus ou moins variable, mais dont le summum coïncide presque toujours avec les troubles digestifs, la douleur diminue d'intensité. Le malade, brisé de fatigue, s'assoupit, et, au réveil, il n'est pas rare qu'une sensation d'appétit très symptomatique ne soit le signe de la guérison.

Le professeur Lasègue disait : « On n'est guéri que lors-« qu'on a mangé ».

Les moyens thérapeutiques, destinés à combattre la migraine, comportent le traitement de l'état général et le traitement de l'accès lui-même.

L'arthritisme est modifiable par les moyens habituels : sobriété dans la nourriture, exercices corporels, usage des alcalins, eaux minérales de Vichy et d'Evian pour faciliter l'élimination de l'acide urique. Les sels de lithine chez les goutteux, l'hydrothérapie, le massage sont également utiles.

On devra, chez les adolescents surtout, examiner l'existence possible d'anomalies du côté du champ visuel. L'astigmatisme, la myopie, etc., seront corrigés par des verres appropriés.

Dans le traitement de l'accès, toute la pharmacopée paraît avoir été passée en revue ; c'est dire la difficulté que l'on rencontre à enrayer la crise.

On a tout essayé, depuis le nitrite d'amyle jusqu'aux courants galvaniques.

L'antipyrine est un des remèdes dont le succès a paru assez constant. En raison de son pouvoir dépressif sur le système nerveux, le professeur Germain Sée l'avait préconisé à l'Académie, le 23 août 1887. L'antipyrine est donnée au réveil à la dose de un gramme, suivie d'une dose identique, une heure après. Certains sujets tolèrent jusqu'à 3 et 4 grammes d'antipyrine associée au bicarbonate de soude.

L'exalgine, l'acétalinide, la phénacétine ont également été employées avec des résultats variables. La caféine, le salicylate de soude ont leur indication plus spéciale.

L'association du bromure de potassium et de l'antipyrine offre une médication très efficace.

L'accès de migraine, dès son début, réclame le repos complet. Le malade demeurera allongé, des sinapismes aux jambes, des compresses humides sur la tête. On lui évitera le bruit, le grand jour.

Le médecin habituel du malade, en raison du tempérament du sujet, jugera de l'opportunité de telle ou telle médication.

*
* *

La Phlébite.

On donne le nom de phlébite aux lésions inflammatoires des veines.

On reconnaît des causes multiples à l'étiologie de la
phlébite. D'une façon générale, on peut les diviser en deux
grandes catégories.

Dans la première, rentrent des causes non infectieuses.
Dans ce cas, la lésion des parois veineuses succède à un
traumatisme léger, à une contusion, à une irritation secondaire, à un effort chez des porteurs de varices, par exemple. Ce sont, là, formes de phlébite très bénigne et malheureusement rares. Dans la majorité des observations, la
phlébite est infectieuse.

La phlébite infectieuse est secondaire à une plaie de
mauvaise nature, à une piqûre de la veine par un objet
contaminé.

La phlébite est souvent liée à la fièvre puerpérale;
c'est la *phlegmatia alba dolens* des suites de couches.

Au point de vue médical, il existe des états morbides
particuliers de l'organisme, qui peuvent s'accompagner de

phlébite. La tuberculose, des états cachectiques, l'érysipèle entraînent quelquefois des phlébites. Il faut citer, ici, la phlébite, heureusement exceptionnelle, qui peut compliquer les furoncles de la face.

La fièvre typhoïde, la grippe déterminent très bien des localisations infectieuses sur les parois veineuses. A la société médicale des hôpitaux de Paris, le professeur Rendu, le 3 novembre 1899, a communiqué des observations de phlébites et d'artérites d'origine paludéenne, malaria, fièvres intermittentes, etc.

Au point de vue bactériologique, on a trouvé les microbes les plus divers dans les veines atteintes. Widal, cependant, a pu montrer, chez des femmes atteintes d'infections puerpuérales, les mêmes organismes dans l'utérus et sur les parois veineuses.

Les symptômes d'une phlébite varient avec sa cause.

Dans les phlébites non infectieuses, survenant, par exemple, sur les troncs variqueux des veines de la jambe. la douleur ouvre la scène. Douleur brutale, vive, lancinante. en coup de fouet. Au mollet, apparaît un cordon rougeâtre, dur. De ci, de là, les veines variqueuses de la jambe et de la cuisse, atteintes de thrombose, font saillie sous les téguments. Des plaques violacées ecchymotiques indiquent le siège d'épanchements sous-cutanés, en formation.

La douleur s'irradie du mollet à la cuisse, dans le pli de l'aine, voire même aux régions lombaires ; l'œdème apparaît d'abord à l'extrémité inférieure du membre malade. La jambe enflée, luisante, lourde, se refuse à tout mouvement actif.

La phlébite, d'origine septique consécutive à une plaie de mauvaise nature, ou apparaissant en cours d'une maladie infectieuse, a une allure d'abord insidieuse, puis franchement aiguë.

L'ensemble des symptômes représente le tableau de toute septicémie aiguë: frissons, température élevée, abattement général, langue sèche.

La phlébite est entourée de complications multiples. L'œdème est parfois considérable, comme dans la *phlegmatia alba dolens*. On observe, quelquefois, de véritables troubles trophiques, comme dans la difformité que Verneuil nommait le pied bot phlébitique.

La complication la plus grave des phlébites, est l'embolie, embolie qui peut être cardiaque, et donner lieu à de la syncope, ou pulmonaire et donner lieu à de l'apoplexie.

En raison même du traitement antiseptique des plaies, la phlébite septique est assez rare de nos jours.

Dans la phlébite oblitérante du membre inférieur, le repos le plus absolu est nécessaire. La jambe, immobilisée dans une gouttière, est enveloppée d'ouate légèrement serrée par une bande. Le membre malade devra parfois demeurer à l'abri de tout mouvement pendant très longtemps.

Dès que le malade commencera à se lever, il devra porter un bas à varices ou un bandage fait avec une bande de flanelle.

Quelques frictions, un massage léger et méthodique aideront à rétablir la circulation.

Dans la suite, pour la jambe autrefois atteinte de phlébite, la moindre douleur, l'apparition d'un œdème, recommandent le repos.

*
* *

L'Urticaire.

Brusquement, comme pénétré par les mille piqûres d'orties promenées sur son corps, le malade atteint d'urticaire sent sa peau dévorée par d'ardentes cuisons.

Aux bras, aux jambes, au tronc, des papules se font jour. Groupées ou isolées en saillie, elles se distinguent des tissus environnants par le cercle rosé que dessine leur périphérie.

On rattache de nos jours l'étiologie de l'urticaire à des troubles de l'innervation vaso-motrice.

Les troubles vaso-moteurs peuvent être dus à une action purement mécanique, et donnent lieu, alors, à l'urticaire de cause externe : le contact des orties en est un exemple. Le plus souvent, cependant, c'est une intoxication d'origine alimentaire, médicamenteuse ou infectieuse qui donne naissance à l'affection.

Les moules, les huîtres, le poisson de mer, les écrevisses, la charcuterie, les vins généreux provoquent immédiatement chez certains sujets l'éruption ortiée.

D'après le professeur Bouchard, la maladie serait due, dans ces cas, au très grand nombre de toxines contenues dans ces aliments : à des ptomaïnes.

Certains médicaments, et principalement des balsamiques déterminent aussi son apparition.

L'urticaire se montre, parfois, au cours d'infections. La diphtérie, la variole, la fièvre typhoïde, l'impaludisme ont pu s'accompagner des papules de l'urticaire.

Enfin une vive émotion, une grande colère, des réflexes d'origine utérine ont également de tous points, en quelques circonstances, pu se montrer cause déterminante.

L'urticaire peut être aiguë ou chronique. — L'urticaire aiguë est marquée, chez quelques-uns, par de la fièvre, des vomissements, de l'embarras gastrique ; chez d'autres, aucun symptôme morbide n'annonce sa venue. L'éruption est précédée d'une sensation de chaleur, de prurit: rapidement la peau se soulève sous formes de papules disséminées de ça, de là. Le tronc, les épaules, les bras, les cuisses sont envahis par des taches saillantes, dont la dimension varie entre celle d'une pièce de cinquante centimes et celle d'une pièce de cinq francs. La démangeaison appelle le grattage, et sous les doigts irrités et impatients du malade, le nombre des taches éruptives augmente encore.

Dans la peau, un travail congestif d'ordre réflexe s'organise sans cesse, donnant naissance au prurit douloureux.

Renaut, de Lyon, Vidal et Rindfleisch ont déterminé expérimentalement le mécanisme de la formation des papules.

Il serait dû, d'après ces auteurs, à une sorte d'œdème congestif des papilles de la peau.

Renaud a provoqué une urticaire artificielle en injectant quelques gouttes d'eau dans le derme.

« La coloration blanche, au centre de l'urticaire, est due « à l'extravasation séreuse qui comprime les vaisseaux et « produit l'anémie du centre de la plaque, tandis que la « rougeur des bords tient à l'hyperhémie collatérale ». (Gaucher et Barde).

L'urticaire ne se localise pas seulement à la peau, quelques auteurs et, entre autres Guéneau de Mussy ont décrit des manifestations ortiées sur les muqueuses de la bouche, du nez, et même des voies aériennes.

Guéneau de Mussy a étudié une forme d'asthme qui, d'après lui, serait due à des poussées d'urticaire sur la muqueuse bronchique.

Une des formes les plus curieuses de la maladie est représentée par ce que les médecins nomment l'urticaire autographique. On rencontre cette affection chez des névropathes, dont la peau est extrêmement sensible. Le moindre attouchement sur ces nerveux avec une pointe émoussée ou même avec les doigts, produit des saillies ressemblant à celles de l'urticaire. On peut ainsi dessiner des lettres, des figures, dont les traits demeurent plusieurs heures. L'éruption de l'urticaire autographique ne s'accompagne d'aucune démangeaison.

L'urticaire œdémateuse, l'urticaire pigmentée sont des

variétés sur la description desquelles nous ne nous étendrons pas.

Le traitement de l'urticaire répondra, tout d'abord, à la cause directe de l'éruption.

Dans l'urticaire consécutive à une intoxication alimentaire, on surveillera le tube digestif.

Une purgation saline immédiate et l'antisepsie intestinale pratiquée les jours suivants débarrasseront rapidement l'intestin de ces toxines. Les alcalins, le régime lacté auront également, dans ce cas, un résultat favorable.

Dans des formes aiguës, on a eu recours, tour à tour, à l'antipyrine, au strophantus hispidus. Dans la forme chronique, l'iodure est un adjuvant souvent précieux.

Localement, l'éruption cutanée est combattue par des lotions vinaigrées ou des lotions d'eau chaude additionnées d'eau phéniquée à 1/100. On saupoudrera avec de la poudre de talc contenant en suspension du camphre ou du menthol.

Les bains, à l'encontre de la croyance commune, sont plus nuisibles qu'utiles.

Enfin, on se souviendra que l'urticaire atteint surtout des arthritiques nerveux; seul, le médecin habituel du malade pourra surveiller une diathèse, dont le rôle est ici prépondérant.

**

Les Empoisonnements par les champignons. — Leur cause. — Leur traitement.

En septembre, de par les bois, à la feuillée déjà jaunie, dès l'aurore, les gens des campagnes vont ramasser les champignons, qui, nés de la terre, sont enveloppés de mousse humide. De çà, de là, on trouve, on prend, on emporte et le soir, au logis, le repas quotidien s'enrichit d'un mets délicat.

Le champignon passe, à juste titre, pour un comestible digne de fins gourmets ; mais, c'est un comestible fort dangereux. Chaque année, les journaux rapportent de nombreux cas d'empoisonnement, dus à un aliment, dont la saveur subtile dérobe souvent un poison mortel.

Dans les grandes villes, le contrôle rigoureux, fait par des gens expérimentés, ne livre à la consommation que les espèces absolument inoffensives. Dans les campagnes, il en est tout autrement. Les champignons y sont déclarés bons ou mauvais sur le simple avis d'un amateur réputé dans le pays : botaniste improvisé, dont toute la science se compose des traditions léguées par les ancêtres.

Les champignons, dits vénéneux, renferment un alcaloïde puissant, la *muscarine*.

Schmiedeberg isola la muscarine de la fausse oronge. La muscarine, donnée à des chiens, détermine la fréquence des battements du cœur, la diarrhée et la mort. Les autopsies des chiens ont permis de constater en même temps des phénomènes nerveux, tels que la contraction pupillaire et la congestion des centres nerveux. Deux à quatre milligrammes de muscarine, dissous dans l'eau ou l'alcool, peuvent tuer un chat. Le pouvoir toxique des champignons de la famille de la fausse oronge fait comprendre la faveur, toute spéciale, que leur accordait à la table... des autres, Locuste, la fameuse empoisonneuse romaine.

La toxicité des champignons vénéneux varie avec l'espèce, soit que l'on s'adresse aux oronges, aux agarics, aux bolets, etc., etc.; elle varie aussi avec la résistance propre aux différents individus. « Un homme succomba « après avoir absorbé 100 grammes environ de fausse « oronge ; sa fille mourut également et n'avait absorbé « qu'un demi-champignon ». (Wurtz. *Traité de médecine*, 1897).

Les symptômes de l'intoxication par les champignons ne se montrent pas toujours immédiatement, mais parfois quelques heures seulement après l'absorption.

La scène de l'empoisonnement débute par des phénomènes d'embarras gastrique violents. Le malade éprouve des nausées, et fait des efforts violents pour vomir. A l'estomac, une douleur violente s'éveille, s'accentue et bientôt se déclare une diarrhée abondante.

Les douleurs abdominales, l'extrême sensibilité de l'abdomen ont pris, chez des malades, une telle importance, qu'elles ont pu, dans certains cas, simuler une attaque cholériforme. A côté des symptômes gastro-intestinaux apparaissent, peu à peu, des symptômes nerveux.

Les phénomènes nerveux se subdivisent généralement en deux périodes successives. Dans une première phase, phase d'excitation, le malade agité éprouve des vertiges, voire même du délire, il ressent de violentes douleurs. Les pupilles se rétrécissent et les objets environnants prennent des colorations bleues ou violettes. A la période d'excitation fait suite une période de dépression. L'abattement le plus complet ne tarde pas à terrasser la victime de l'empoisonnement.

Le malade est frappé de stupeur. Les membres se refroidissent, une sueur glacée envahit tout le corps et, dans cet état de prostration, la mort survient. Dans certains empoisonnements par les champignons, à côté des différents symptômes que nous venons d'énumérer rapidement, on a pu noter une influence manifeste de l'intoxication sur le cœur.

Chez les enfants, en particulier, les accidents cardiaques semblent prédominer avec une intensité très nette. Dans ces cas, on observe une douleur précordiale, une diminution dans les pulsations et des syncopes.

L'empoisonnement par les champignons vénéneux n'est pas sans remède. Avant d'aborder le traitement d'accidents, parfois si funestes, nous voudrions insister sur les prétendus procédés, connus du public comme suffisants pour reconnaître qu'un champignon est bon ou mauvais. En vérité, toutes les recettes populaires sont dignes d'être rangées dans la classe des remèdes, dits de bonne femme.

Ne vous fiez pas à la bague placée dans l'eau des champignons ; ne vous fiez pas à l'odeur, pas plus qu'à la couleur que donnent les mauvais champignons. Un seul champignon, l'*agaricus muscarius*, devient presque inoffensif après une macération dans de l'eau salée ou acidulée, et encore. Il n'est point de signe à la portée de tout le monde pour distinguer le champignon vénéneux du champignon comestible. Un botaniste, digne de ce nom, peut seul les reconnaître et cela, au moyen de caractères trop longs à énumérer ici, caractères propres à chaque espèce et qui demandent des études sérieuses. Les inspecteurs des marchés possèdent, en général, les notions nécessaires à un pareil examen.

En présence d'un empoisonnement quelconque, il est trois indications principales auxquelles les médecins ont l'habitude de se conformer :

1° L'évacuation du poison ;

2° La neutralisation chimique et physiologique de la substance toxique ;

3° Le traitement de l'état général du malade.

Dans un empoisonnement par les champignons, ces règles doivent être suivies strictement.

Pour évacuer la substance ingérée, deux méthodes se

trouvent en présence. La meilleure de toutes est une méthode mécanique qui ne peut être appliquée que par le médecin.

Ce dernier, au moyen d'une pompe stomacale ou d'un tube laveur, fait un lavage complet de l'estomac. Malheureusement, en semblable occurence, le temps presse et en attendant l'arrivée du praticien, il faut avoir recours à la seconde méthode, dite des moyens physiques. Ces moyens sont obtenus par l'emploi des vomitifs et plus particulièrement de l'émétique, à la dose de cinq centigrammes dans un demi verre d'eau tiède.

Évacuer une substance toxique n'est pas suffisant, surtout lorsque cette substance végétale renfermait un alcaloïde, comme dans le cas présent. Il faudra neutraliser l'effet chimique ou physiologique de la muscarine que l'on devra combattre. « L'antidote de la muscarine, dit le « professeur Wurtz, est l'atropine. Cet alcaloïde fait cesser « l'arrêt du cœur déterminé par l'alcaloïde des cham- « pignons. Il faudra donc donner, soit de la teinture de » belladone, soit du sulfate d'atropine, sous forme de « granules ou de sirop. Les injections d'un demi-milligramme de sulfate d'atropine pourront être adminis- « trées ».

Après avoir donné les soins immédiats, il conviendra de s'occuper de l'état général du malade. On devra chercher à réveiller la circulation et la respiration affaiblies. Par des frictions sèches, par des couvertures chaudes, on évitera le refroidissement. Par l'application de sinapis-

nés, par des courants continus, on combattra la somnolence. Des infusions de café très fort, et, au besoin, en
cas d'intolérance de l'estomac, des lavements de un demi
litre de café chaud sont autant de stimulants énergiques
qui, peu à peu, sortiront le malade de sa torpeur et aideront à le rappeler à la vie.

Après un tableau semblable, on m'accusera sans doute
de refuser, sur nos tables, droit d'asile aux champignons :
certes, non ! mais il convient, avant de les manger, de ne
point se fier au savoir de Monsieur... Tout le monde.

Si donc, à l'automne venu, vous errez dans les bois,
que ce soit pour y respirer à pleins poumons l'air salutaire, qui court sous les grands arbres. Si, par aventure,
votre curiosité ou votre gourmandise sont tentées par les
produits des forêts, veuillez ne leur donner satisfaction
qu'après un contrôle de... l'inspecteur des marchés.

***

Les Fumeurs. — Tabac et tabagisme.

Tandis qu'en son nonchaloir, l'homme fatigué ou soucieux cherche à distraire sa pensée en aspirant les vapeurs du tabac, d'aucuns prétendent qu'il s'intoxique. Toutes récentes sont les querelles qui, entre des esprits bien pensants, s'élevèrent pour réprouver ou vanter l'usage du doux narcotique.

Dans le procès du tabac, l'ardeur fut telle de part et d'autre, que, pour mieux défendre une cause aussi palpitante, défenseurs et détracteurs ne craignirent pas de s'adresser à toutes les portes. Les hommes du jour, les écrivains en vogue, devinrent témoins à charge ou à décharge, sans que d'aussi illustres exemples aient donné gain de cause à l'un des deux partis. Parmi les romanciers en renom, les uns avouèrent ne trouver d'inspirations qu'en demeurant amants fidèles de la cigarette; par contre, d'autres déclarèrent n'en jamais faire usage.

En vérité, l'on semble avoir trop souvent confondu l'usage avec l'abus. Si l'usage modéré du tabac est fort toléré par l'organisme, à moins de très rares exceptions, son abus est funeste pour la santé. L'alcaloïde du tabac, la nicotine est son agent toxique.

Les tabacs varient énormément, par leur teneur, en nicotine.

« Le caporal ordinaire contient 2,8 p. 100 de nicotine ;
« le caporal supérieur, 3 p. 100. Parmi les tabacs d'O-
« rient, le Samsoun en contient 3 p. 100 ; le Guibeck,
« 4,3 p. 100. Le Varinas est celui des tabacs de la régie
« française, qui en contient le moins, 0,4 p. 100. Très gé-
« néralement, on voit, pour les tabacs indigènes, le taux
« de nicotine diminuer notablement quand on passe des
« meilleures qualités aux moins bonnes. C'est que les
« qualités supérieures comprennent d'ordinaire les feuil-
« les les plus développées et les plus mûres. Pour les
« tabacs exotiques, ce fait ne s'observe pas régulièrement.
« On remarquera enfin que les tabacs d'Orient n'ont pas
« cette pauvreté en nicotine qu'on leur prête assez com-
« munément ». (Mémorial des manufactures de l'Etat,
11 mai 1891).

Lorsque le tabac est fumé, il se décompose en un certain nombre de bases, l'ammoniaque, la méthylamine, de l'acide cyanhydrique, des cyanures, de l'oxyde de carbone. Certes, ce sont là, éléments dangereux, mais dont les proportions sont minimes. Leur action nocive se fait cependant sentir chez les débutants fumeurs. C'est à eux qu'il faut attribuer le douloureux vertige du premier cigare, de la première pipe.

Les troubles imputables au tabac portent les uns sur le tube digestif, les autres sur le système nerveux, d'autres enfin sur le cœur.

La bouche des grands fumeurs est souvent le siège d'une affection connue sous le nom du psoriasis buccal ou plaque laiteuse. Les lésions du psoriasis buccal se montrent également sur la langue.

Si le psoriasis buccal ne s'attaque qu'aux pécheurs endurcis, par contre, la dyspepsie est maladie courante chez tous les fumeurs. Manque d'appétit, digestion difficile, parfois même embarras gastrique, tels sont les troubles du tube digestif dans le tabagisme chronique.

Le système nerveux subit assez rapidement l'influence de l'intoxication du tabac.

Les facultés cérébrales paraissent atteintes en bien des cas et, avant toutes, la mémoire. Ce sont d'abord les noms propres dont le souvenir fuit le cerveau, alourdi par la nicotine. Dans la suite, les faits ordinaires de l'existence peuvent passer sans laisser d'empreinte.

A ces phénomènes purement psychiques, s'ajoutent des symptômes de lésions plus graves.

De tous les accidents produits dans l'organisme humain, les accidents cardiaques sont les plus redoutables.

C'est à l'intoxication par la nicotine, que l'angine de poitrine, cette terrible névrose, doit un grand nombre de sujets ; d'autres causes plus spéciales peuvent présider à son étiologie ; l'angine tabagique est aujourd'hui nettement admise.

Une intoxication aussi grave, pouvant entraîner une attaque d'angine, ne s'observe que chez des sujets fumant une grande quantité de tabac. A des palpitations, à des vertiges, succèdent, un jour, une excitation du plexus nerveux cardiaque ou un spasme des coronaires. L'angine de poitrine est établie.

Parmi les névroses, dont les douloureuses crises, brutalement nous terrassent, il n'en est peut-être pas de plus angoissante, de plus terrifiante que l'angine de poitrine. Brusquement, ou à la suite d'une fatigue, d'un excès, d'un repas un peu copieux, une douleur monte au cœur de celui que l'angine de poitrine menaçait. La douleur est poignante, elle court à l'épaule gauche, s'irradie le long du bras gauche, de la main et des deux derniers doigts. Le malade, pâle, exsangue, sent sa poitrine enserrée entre des liens invisibles. La suffocation augmente de plus en plus, l'asphyxie paraît imminente. Quelques secondes, quelques minutes, hélas ! aussi, dure l'affreuse torture, puis tout cesse.

Nous avons décrit les dangers que pouvait faire courir l'intoxication par la nicotine. Est-ce à dire qu'il ne faut plus fumer ? Telle n'est pas notre pensée : l'excès seul du tabac a de graves conséquences. Son usage modéré n'entraîne jamais d'aussi sérieuses complications. A ceux qui n'en n'abusèrent pas, quelques bouffées de cigarette ont, parfois, rendu service. Les vapeurs du tabac font taire les appels d'un gueux, qui crie famine. Au bivouac, sous la tente, la chanson le dit, dans les spirales de la fumée bleue, le vieux troupier et le conscrit revoient le pays lointain, cher au souvenir. Un peu de tabac aide à la rêverie, et, pour ma part, je le confesse, je viens de brûler, tout en disant du mal de leur charme, quelques cigarettes.

La lutte contre l'Alcoolisme.

« Un soir, l'âme du vin chantait dans les bouteilles :
« Homme, vers toi je pousse, ô cher déshérité,
« Sous ma prison de verre et mes cires vermeilles,
« Un chant plein de lumière et de fraternité ! »
(BAUDELAIRE. *Les Fleurs du mal*).

Notre époque est certainement celle des contrastes ;
nous sommes, paraît-il, plus vicieux que nos pères et
jamais, cependant, les croisades pour la vertu n'ont été
plus nombreuses. Au milieu des turpitudes inhérantes aux
faiblesses humaines, des esprits calmes et bien pensants,
jettent leur cri d'alarme. Tels, des chevaliers errants,
aimables comme eux et, comme eux, inoffensifs, les li-
gueurs armés de nobles paroles veulent mettre le holà à
nos penchants pernicieux.

Ligue contre l'abus du tabac — ligue contre l'alcoolisme, etc., etc., autant de louables faisceaux de forces
réunies contre notre nature en folie.

Certes, mal avisé se montrerait celui qui n'applaudirait
pas à de si nobles projets humanitaires, qui se heurtent
aux pires ennemis, le scepticisme railleur, ou l'indiffé-
rence.

Entre toutes les coalitions — le terme n'est pas trop

fort — la plus méritante est la ligue contre l'alcoolisme.

En Russie, d'après les études des savants et des hommes d'Etat, on a établi le monopole de l'alcool. Les spiritueux mis en vente par les débitants, dit le rapport, contiennent des substances nuisibles, sinon dangereuses pour la santé. Les conditions mêmes du commerce des liqueurs fortes, commerce très lucratif pour les gens peu scrupuleux, favorisaient la perpétuité de multiples abus qui ruinaient les classes inférieures. Faire cesser ces déplorables errements n'était possible qu'à la condition de mettre le commerce de l'alcool entre les mains de l'Etat. L'essai qui vient d'être fait, si courte encore qu'en ait été la durée, a prouvé que le régime du monopole atteint le but. Mais l'utilité de la réforme ne se borne pas à préserver la santé et les bonnes mœurs ; elle exerce un effet salutaire pour les ressources matérielles du peuple.

Ce progrès économique est confirmé par l'accroissement des recettes du fisc et par l'afflux des dépôts aux caisses d'épargne, double phénomène qui s'observe dans les quatre provinces de l'Est (Perm, Oufa, Samara et Orenbourg), depuis que la régie des spiritueux y fonctionne.

En France, le mouvement n'est pas si avancé ; nous n'en sommes encore qu'aux... discussions !

L'émulation, cependant, ne manque pas parmi ceux qui veulent lutter contre les ravages d' l'alcoolisme.

Le Dr Raoul Brunon, dans une très remarquable étude, a montré les désordres produits par l'alcool sur les femmes en Normandie. Que les lectrices me pardonnent ! Mais il paraît, au dire de mon distingué confrère, que la pomme seule ne tente pas les belles Normandes. L'eau-de-vie de cidre a, parmi elles, de terribles adeptes. Les alcooliques se recruteraient, là bas surtout, parmi les ouvrières des manufactures, les filles de fermes, etc.

A Paris, même cri de guerre. Dans les hôpitaux de la capitale, l'alcoolique devient un pensionnaire si fréquemment rencontré, que le D^r Le Gendre a entrepris, dans son service, de convertir des malades.

Nous tenons à reproduire ici l'affiche qu'il a rédigée lui-même, et fait placarder dans les salles :

« La plupart des maladies soignées dans les hôpitaux
« sont causées ou aggravées par l'abus des boissons alco-
« liques.

« Toutes les boissons alcooliques sont dangereuses.
« Les plus nuisibles sont celles qui contiennent, avec l'al
« cool, des essences aromatiques, comme la liqueur d'ab
« sinthe, qui ne peut jamais être bienfaisante, le vulné-
« raire et les prétendus apéritifs, appelés amers.

« Les boissons alcooliques sont encore plus dangereu-
« ses quand on les prend le matin à jeun et entre les re-
« pas.

« L'homme devient inévitablement alcoolique, c'est à
« dire empoisonné lentement par l'alcool, même sans
« avoir été en état d'ivresse, quand il boit tous les jours
« de l'alcool, de la liqueur ou trop de vin (plus d'un litre
« par jour).

« L'alcool est un poison dont l'usage habituel détruit
« plus ou moins vite, mais inévitablement, les organes les
« plus nécessaires à la vie : l'estomac, le foie, les reins, les
« canaux du sang, le cœur et le cerveau.

« L'alcool excite l'homme, mais ne le fortifie pas.

« Il ne remplace pas la nourriture, mais il en fait per-
« dre le goût.

« Quand on boit souvent de l'alcool, ou quand on boit
« trop de vin (plus d'un litre par jour), on est plus exposé
« aux maladies, et quand on est devenu malade, la mala-
» die est toujours plus grave, elle se complique souvent
« de délire mortel.

« L'alcool cause très souvent la phtisie, en affaiblissant
« les poumons : chaque année, nous voyons des malades
« qui entrent à l'hôpital pour alcoolisme et qui reviennent,
« quelques mois plus tard, atteints de phtisie.

« Les parents qui ont fait abus des boissons alcooliques,
« ont souvent des enfants qui sont mal conformés ou
« idiots, ou qui meurent de convulsions. »

A Montpellier, dans une remarquable leçon sur « l'alcoolisme inconscient », le prof Grasset attaque même
les buveurs de vin, — voire même les vins médicamen-
teux !

Est-ce à dire que nous devons, répudiant à jamais l'an-
cêtre Noé, faire fi du raisin ? Certes non ; point n'est besoin de brûler ce qu'on a adoré si longtemps.

Le vin a droit à notre reconnaissance. Fuyons les

amers, les apéritifs aux étiquettes alléchantes, l'absin-the, etc., mais n'abandonnons pas le vin.

Buvons-en peu, mais qu'il soit bon !

Ne jetons pas la pierre à un poison si doux, qu'à toutes petites doses il ne peut que nous donner le rêve.

Baudelaire l'a dit avec raison :

> « Pour noyer la rancœur et bercer l'indolence
> « De tous ces vieux maudits qui meurent en silence
> « Dieu, touché de remords, avait fait le sommeil ;
> « L'homme ajouta le vin, fils sacré du soleil ! »

Le Sérum anti-alcoolique.

Puisque les surprises sont à l'ordre du jour, point ne faut s'étonner de la découverte d'un nouveau sérum : *le sérum anti-alcoolique*.

En présence des ravages de l'alcoolisme, les savants organisaient de véritables croisades, luttaient et par le livre, et par la parole, contre le fléau envahisseur.

Tandis que la propagande anti alcoolique voyait augmenter le nombre de ses adeptes, les chercheurs travaillaient dans le silence du laboratoire, et voici que les Drs Broca, Sapelier et Thibault viennent de présenter à l'Académie de médecine l'anti éthyline.

Dans l'intoxication chronique par l'alcool, il y a une période latente pendant laquelle, avant de produire les lésions de l'alcoolisme chronique, l'alcool agit uniquement à titre de poison du système nerveux.

Pendant cette période, l'alcool, comme les autres poisons du système nerveux, ne manifeste son action que par deux signes : l'accoutumance et le besoin.

Ainsi considérée, l'intoxication alcoolique se calque sur l'intoxication morphinique ; du fait de ce rapprochement avec la *morphinomanie*, nous proposons d'appeler *alcoolomanie* cette période latente de l'intoxication alcoo lique chronique.

Un certain nombre d'expérimentateurs : (Roux, Borel, Breetska, Fubini, Gioffredi, Arnozan) ont trouvé que, comme les poisons microbiens, certains poisons non microbiens, d'origine animale, végétale ou minérale, surtout ceux auxquels l'organisme s'accoutume facilement, développent dans le sang des substances antitoxiques ou stimulines de Metchnikoff. Chacune de ces stimulines, injectée avec le sérum dans un autre organisme, le met en état de plus grande résistance à l'égard du poison correspondant.

L'analogie entre l'action de l'alcool et celle de la morphine sur le système nerveux, d'une part ; les expériences faites avec les poisons non microbiens, d'autre part, nous ont poussés à faire, avec l'alcool, les expériences faites par d'autres avec la morphine.

On produit, chez le cheval, l'accoutumance à l'alcool absorbé de bon gré par la voie buccale.

Son sang a fourni un sérum qui, injecté à des animaux ayant pris, préalablement, l'habitude et même le goût de l'alcool, a produit chez ces animaux un dégoût tel de l'alcool, qu'ils ont préféré s'abstenir de boisson ou de nourriture, plutôt que de continuer d'absorber de l'alcool.

Les D⁰ˢ Broca, Sapelier et Thibault ont appelé *anti-étyline* la substance, inconnue et non définie, contenue dans le sérum recueilli dans ces conditions.

Il est impossible de provoquer, chez les animaux, aucun

accident local, général ou toxique par l'injection sous cutanée, même de doses excessives de ce sérum.

Les essais cliniques, faits chez des buveurs ou alcoolomanes, ont confirmé les résultats expérimentaux obtenus sur les animaux.

L'alcoolomane, traité par l'anti-éthyline, perd le goût de l'alcool, des boissons fortement alcoolisées comme l'absinthe, l'eau de vie, le rhum; il peut même en avoir le dégoût et en perdre l'accoutumance.

Il conserve le goût du vin, il retrouve l'appétit et les forces.

L'action de l'anti-éthyline semble bornée à la période latente de l'intoxication alcoolique chronique, que nous avons appelée alcoolomanie. Jusqu'à présent, l'anti-éthyline s'est montrée impuissante à faire rétrocéder les altérations organiques dues à l'action de l'alcool.

Les observations nombreuses d'alcooliques permettent de conclure, et nous ne pouvions mieux faire que de reproduire ici la si intéressante communication des Drs Broca, Sapelier et Thibault.

** **

L'Insomnie.

Ah ! le sommeil aussi maintenant m'est un leurre.
Plein de regrets, comme un cadavre est plein de vers,
Je veille, le corps veule et l'esprit à l'envers,
Aucun songe riant de l'aile ne m'effleure.
      (*Les Caresses.* JEAN RICHEPIN).

Cependant que, succombant sous le poids des fatigues journalières, notre chair meurtrie réclame le repos, le cerveau parfois, par une cruelle ironie, refuse à notre corps le sommeil réparateur.

Chagrins passés, soucis présents, crainte de l'avenir, sont autant de reflets du prisme qu'est la pensée, et dont les images nous tiennent en éveil.

Multiples sont les causes de l'insomnie ; on peut cependant, d'une façon générale, les diviser en deux grandes classes :

Dans la première, il faut ranger les causes d'insomnie d'ordre purement irritatif dépendant d'une excitation centrale ou périphérique.

Dans la seconde, on place les insomnies d'origine toxique.

L'insomnie des neurasthéniques est le type des insomnies d'ordre irritatif.

Les malades paraissent s'endormir, mais le sommeil est rempli de visions pénibles, de cauchemars, de rêves fatiguants ; le sommeil peut persister deux ou trois heures, puis le réveil se produit.

Le repos de la nuit n'existe plus ; il est remplacé par une sorte de somnolence, tantôt nocturne, tantôt diurne, dont le malade sort accablé.

La fatigue oculaire chez les astigmates et les hypermétropes, les affections de la vessie, l'asthme, rentrent dans le cadre des insomnies, dues à une excitation du système nerveux.

L'insomnie peut avoir une origine toxique. Certaines maladies, telles que la variole, la scarlatine, l'érysipèle, la pneumonie, le mal de Bright donnent naissance à des poisons ou toxines qui, charriés par le sang, produisent sur le cerveau, entre autres phénomènes d'empoisonnement lent, de l'insomnie rebelle. Les dilatés de l'estomac, les dyspeptiques souffrent de cauchemars, dus à une auto intoxication d'origine alimentaire.

Les enfants sont souvent atteints d'insomnie. Il faut en chercher la cause dans le bas-âge, presque toujours dans les troubles digestifs ; des tétées trop abondantes et irrégulières, une nourriture excitante de la nourrice sont, en la majorité, des cas à incriminer. Les végétations adénoïdes peuvent priver l'enfant de son sommeil et réclament une intervention chirurgicale. Les vers intestinaux entraînent aussi une insomnie d'ordre irritatif secondaire.

Le traitement de l'insomnie découle de sa cause ; dans les cas simples, des règles hygiéniques suffisent à la combattre. Les distractions, des exercices physiques modérés, disposent le corps à un repos qu'il goûtera dans une chambre vaste, dont les fenêtres seront, aussi-longtemps que possible, entr'ouvertes. Le bain tiède prolongé, les douches tièdes, de 25 à 28 degrés, en jet brisé, constituent une excellente préparation au sommeil. Dans l'insomnie franchement nerveuse, on a essayé toute une série d'hypnotiques plus ou moins puissants. L'opium, le camphre, le sulfonal, la chloralose, le trional, le bromure de camphre, etc., ont obtenu, tour à tour, les faveurs de la... mode.

Le trional paraît, aujourd'hui, constituer le narcotique de choix. Il a l'avantage sur le sulfonal et la chloralose d'être presque inoffensif. On l'emploie à la dose de un gramme, en cachets. L'on recommande, en général, aux malades, d'absorber en même temps un verre d'une tisane chaude pour hâter la dissolution et l'absorption du médicament. « Le trional procure toujours un sommeil paisi-« ble et ne donne pas lieu à un réveil pénible, comme le « cas est si fréquent à la suite de l'usage des autres hyp-« notiques ; mais son action s'épuise plus vite que celle du « sulfonal ; il n'existe pas d'accoutumance pour le trio-« nal ». Il est bien toléré par l'estomac et l'intestin, ne provoque ni désordre cardiaque, ni trouble circulatoire ; mais le sulfonal peut produire l'hématoporphirinurie (Schultze, Goldman).

Le trional est particulièrement efficace dans l'insomnie simple et celle des neurasthéniques ; on peut aussi l'utiliser dans l'insomnie des aliénés agités ; il serait contre-indiqué par contre dans les cas de mélancolie et d'hypocondrie. Dans le délire alcoolique, il a des effets inconstants. (Gastion, Lyon. *Traité de thérapeutique*).

Les chagrins, la tristesse, les projets ambitieux déterminent peu à peu des troubles d'ordre psychique.

L'état mental de l'homme ainsi frappé ne lui permet plus de goûter le repos. Tandis qu'en ses désirs, notre folle pensée tourne comme une feuille sous le soufle du vent, l'inquiétude s'installe en maîtresse dans notre cerveau dont elle chasse à jamais le sommeil.

Conquérants, avides de gloire, écrivains à l'imagination vagabonde, savants chercheurs d'inconnu, mères aux cœurs endeuillés, amants hantés par le souvenir, peuvent murmurer avec le poète :

> « Et j'écoute sonner la demie après l'heure,
> « L'heure après la demie, et toujours, à travers
> « Les ténèbres, mes yeux restent tout grands ouverts.
> « Comme le jour est long à venir quand on pleure !
>
> RICHEPIN. (*Les Caresses.*)

* *

La Mélancolie.

> C'est bien la pire peine
> De ne savoir pourquoi
> Sans amour et sans haine
> Mon cœur a tant de peine.
> VERLAINE.

Et voici qu'avec la double vue des sensitifs, en quelques vers, le poète des douleurs que fut Verlaine, analyse cet état d'âme qu'on nomme la mélancolie.

Parce que la tristesse de notre prochain, plus que sa gaîté, intéresse sa curiosité... sans toujours l'émouvoir; la mélancolie, en tant qu'état morbide, fut connue et étudiée dès l'époque la plus reculée. Seules; cependant, les recherches des neurologistes modernes ont pu donner aux états mélancoliques un cadre bien défini.

Le Dr Roubinovitch, dans une de ses dernières cliniques, à la Salpêtrière, définit ainsi l'état mélancolique:

— C'est, dit-il, un état de tristesse *maladive*, c'est-à-dire de tristesse produite sans motif, qui semble suffisant aux personnes de sensibilité normale. Cet état se caractérise par trois symptômes : la *douleur morale*, le *rétrécissement* avec *ralentissement* des fonctions psychiques et, dans le domaine des fonctions physiques, une *diminution d'activité*, une *diminution d'énergie*.

L'état mélancolique se présente ordinairement comme complication de certaines maladies chroniques et à évolution lente.

Les affections du tube digestif, de l'estomac, et, plus particulièrement, du foie, ont une très grande influence sur le moral des malades. Les lésions congénitales du cœur déterminent, chez les cardiaques, avec les années, un état d'âme un peu spécial.

Le cardiaque est un triste, mais sa tristesse est plutôt faite de langueur. L'hypocondriaque, dont le foie ou l'estomac fonctionnent mal, est un bilieux irascible... un peu ours — suivant l'expression populaire ; — le silence, la douceur, par contre, semblent caractériser le cardiaque, analyste de ses sensations et pouvant dire avec Baudelaire :

> Loin des sépultures célèbres
> Vers un cimetière isolé
> Mon cœur, comme un tambour voilé,
> Va battant des marches funèbres.

A côté des prédisposés qui souffrent dans leur chair, la majorité des mélancoliques se rencontre chez les nerveux.

Névropathes, fils de nerveux, secoués dès la naissance par une nervosité héréditaire, névropathes trop affinés par les soucis nombreux d'une vie enfiévrée, tous, à une heure déterminée, inconsciemment, s'abîment en un profond chagrin, que seule l'extrême sensibilité de leur pensée en déroute, peut excuser. Cette mélancolie mérite plu tôt le nom de tristesse. L'étude de la tristesse et de son traitement a été magistralement poursuivie par un maître en neurologie et en psychologie, le Dʳ Maurice de Fleury. Il conviendrait que son ouvrage « sur l'Introduction à la « médecine de l'Esprit » fût dans toutes les bibliothèques.

« Nous pouvons dire que la tristesse, même quand elle « nous vient d'une peine morale, n'est que la conscience « de l'accablement corporel, de l'atonie de nos organes ; « c'est la compagne inséparable du sentiment d'épuise- « ment, de misère physiologique.

« Médecin, je n'entends guérir qu'une certaine catégorie « de malades d'esprit. Ce que j'affirme, pour l'avoir vu « cent fois, c'est que l'on peut soigner utilement et ra- « tionnellement l'ennui stagnant, la tristesse chronique, « la mélancolie sans motifs, le pessimisme de tempé- « rament, cette tendance à ne rien voir que sous des « couleurs noires, à se torturer perpétuellement soi- « même, à désoler sans trève son entourage, qui est l'une « des maladies d'âme les plus fréquentes du temps pré- « sent.

« Comme cet état s'accompagne très régulièrement « d'épuisement nerveux total, de paralysie de la volonté « et de l'attention volontaire, d'impuissance à mener à fin « un acte utile, il y a, là, un désordre de l'âme, un gas- « pillage d'énergie et une souffrance pour rien, qui révol- « tent le moraliste et appellent le médecin.

« Dès lors, le problème de thérapeutique se réduit à « ceci : trouver les meilleurs stimulants méthodiques

« pour un tempérament donné ; rechercher par tâtonne-
« ment la dose qui suffit pour hausser momentanément ce
« système nerveux au cran de l'énergie et de la joie ;
« commencer par de faibles doses pour éviter le surme-
« nage ou l'exaltation ; multiplier les stimulants méthodi-
« ques, de telle sorte que leur action s'additionne et se
« surajoute ; faire prendre au système nerveux l'habitude
« de demeurer à un léger degré d'hypertension, même
« après la suppression du traitement. Une fois la cure
« finie, il faut que la tonicité nerveuse se suffise à elle-
« même et tienne toute seule, comme tient un plein cin-
« tre, après qu'on lui a retiré ses étais.

« Quand le malade aura acquis la force, à dose suffisante,
« pour qu'elle le gêne et l'importune un peu, pour qu'il
« éprouve le besoin de la restituer et de la dépenser en
« actes, occupez-vous à déplacer ses idées fixes, en lui
« procurant une ambition proportionnée à ses aptitudes,
« en l'astreignant à un travail utile et régulier. C'est
« alors seulement que vous l'aurez guéri ».

C'est à une façon de vivre méthodiquement réglée, c'est
à l'hydrothérapie, c'est enfin, et surtout, aux injections de
sérum artificiel que le Dr de Fleury demande les stimulants pour donner au système nerveux l'énergie nécessaire, et permettre à la raison d'envisager, avec calme,
la lutte quotidienne.

Aux états mélancoliques, succédant aux lésions organiques ou à l'épuisement de la cellule cérébrale, il faut
ajouter une mélancolie d'ordre purement morale.

Le malheur, tel un oiseau de mauvais augure, bat des ailes autour de nos joies. Le deuil, comme la foudre, frappe les hommes et éteint le rire sur les lèvres. Le temps, seul, est le maître des grandes douleurs qui, peu à peu, s'atténuent, et cela est encore une joie, que de sentir au fond de soi-même, la douceur du souvenir. La souffrance est utile. Au jour où l'apaisement est enfin venu, seuls, ceux qui ont souffert, peuvent envisager avec courage et calme l'avenir.

> Les passions d'antan s'effeuillent jour à jour.
> C'est l'automne en mon cœur après les tristes mais.
> J'ai cru haïr pour tous les chagrins qu'on m'a faits.
> Voici : je ne suis plus qu'indulgence et qu'amour.
>
>   FERNAND GREGH. (*Apaisement*).

La Tuberculose et ses victimes.

Frappant à gauche, frappant à droite, portant partout
la désolation au sein des familles, la tuberculose voit chaque jour augmenter le nombre de ses victimes. Enfant ou
vieillard, heureux de la terre ou pauvre à besace, qu'importe! Déesse du mal, il lui faut une proie. Toujours en
quête, l'œil aux aguets, elle revêt les formes les plus diverses pour porter sûrement ses coups. L'apparition de la
tuberculose est ordinairement insidieuse, sournoise; elle
s'établit, bien souvent, sans éveiller l'attention de ceux
qu'elle a choisis. Les grandes fatigues, le surmenage physique, certaines maladies, font de l'organisme un milieu
de culture favorable au bacille que Koch découvrit en
1882. Les tuberculeux sont, dans la majorité des cas, des
héréditaires. Jusque dans ces dernières années, on ne
s'occupait pas assez des héritiers morbides. La loi si naturelle, « tel père, tel fils », trop exacte ici, a transformé, de beaucoup, l'étude des affections bacillaires, dites congénitales. Nombreux, furent de tous temps, ces
enfants malingres, chétifs, qui, pâlots, toussotant, s'élè-
vent avec peine au milieu des transes maternelles. Sortis de l'enfance, ils devinrent des adolescents au visage

doux et triste, au regard alangui, dont les poètes chantèrent à l'envi la triste destinée. Le dicton populaire veut que ces éphèbes, à peine au seuil de la vie, soient fauchés par la mort. Jeunes gens, jeunes filles, leurs printemps sont peu nombreux : les vieilles femmes les croisent en se signant et marmotent entre leurs dents l'éternelle prophétie... Ils partiront à la chute des feuilles.

Pendant des années, il fut de bon ton d'avoir la mine du poitrinaire. Dieu merci ! de nos jours, laissant là tous les airs langoureux, on aspire à la santé, on en réclame les apparences.

Les milieux pauvres, les milieux de privation, de misère physiologique, sont les centres les plus ravagés par la tuberculose, les tempéraments débilités s'y trouvant en plus grand nombre. La tuberculose ne s'implante que sur des terrains préparés, semblable aux plantes parasites qui ne vivent que dans des paysages malsains. Les bacilles ne s'emparent de nos tissus que lorsque notre état général présente les stigmates d'une dépression violente. Dans ses remarquables leçons sur les affections des voies respiratoires, le professeur Grancher a insisté avec raison sur cet élément principal de la tuberculose « la prédisposition ». Le meilleur remède contre la tuberculose « c'est une bonne santé », dit il dans ses conclusions. Phrase qui peut passer pour naïve, mais qui, dans la bouche du maître autorisé, n'est autre chose que l'expression exacte d'une absolue vérité.

Par cela même qu'il faut des organismes préparés à

la recevoir, la tuberculose guette les amants de la joie, les rieurs et les rieuses, les jeunes qui, la gaîté au front, coururent insouciants et insatiables au banquet de la vie. Chaque année, la terrible maladie fait moisson d'existences dans le bataillon joyeux dont l'étendard, en lettres d'or, porte la folle devise : « courte et bonne ».

De Cannes à Bordighera, tout le long de la côte d'azur, elles vont, les belles repenties, les Madeleines aux cheveux d'or, qui furent glorieuses, entre toutes, en leur auréole de célébrité. La vie fut si charmante, si douce, si facile, qu'elles en burent toutes les joies à la coupe du bonheur et s'en grisèrent. Elles furent les adorées, dont le sourire était une chaîne, dont le regard était un ordre. De fêtes en fêtes, accueillies, adulées, elles brûlèrent leur force, leur santé, jusqu'au jour où la petite toux quinteuse sonna pour elles l'heure du triste réveil. Qui a bu boira, le plaisir réclame le plaisir, il attache, il passionne et c'est encore à lui que ses fidèles ont recours, tant que la force leur reste pour y puiser une dernière consolation.

Une heure vient où, brisées par le mal qui attendait le moment propice, les dames aux camélias sont abattues par le mal. Elles fuient, peureuses, les hivers parisiens où jadis, pour elles, la folie agitait ses grelots, et c'est sur la côte d'azur qu'elles réclament du soleil leurs derniers frissons; du ciel bleu, leurs derniers rêves.

Les dames aux camélias forment la grande classe des

victimes condamnées fatalement par le manque de soins, par leur insouciance « par leur faute ». — Quelle que soit sa gravité, les études les plus récentes le prouvent, la tuberculose se traite et se guérit. Certes, pour beaucoup d'esprits sérieux, c'est être par trop affirmatif que d'avancer une telle opinion. C'est encore aux leçons du professeur Grancher que nous empruntons cette déclaration très nette : « La tuberculose est, de toutes les affections chroniques, la plus curable ». Voilà ce qu'enseignait franchement à ses élèves le professeur Grancher, au mois d'octobre 1890.

Cette opinion est consolante et vraie.

La thérapeutique actuelle, en fait de traitement antituberculeux, a relégué dans un juste oubli toutes les prétendues panacées universelles, prônées pendant trop longtemps.

Après les injections d'huile créosotée à haute dose, suivant les méthodes de Burluraux et de Gunbert, les études du professeur Gauthier ont mis en faveur le cacodylate de soude, d'autres praticiens essayèrent un dérivé, le cacodylate gaïacol. Ces différents agents thérapeutiques ont tous donné d'excellents résultats.

La tuberculose n'est pas une maladie qui se guérit avec un remède unique, son traitement comporte un ensemble de règles hygiéniques, ayant sous leur dépendance la façon d'être du malade, son alimentation, des soins particuliers.

Le tuberculeux est porteur, presque toujours, de petites affections secondaires : laryngite, bronchite, dyspepsie, même des troubles nerveux qui réclament une médication propre.

Le traitement de la tuberculose doit donc répondre avant tout, au malade lui-même; en second lieu, à la maladie.

L'hygiène thérapeutique, la vie sous un climat tempéré, l'antiseptie générale.

La suralimentation complète le traitement de la tuberculose. Le professeur Richer et le Dr Héricourt recommandent le suc de viande crue, qui leur a donné de brillants résultats.

Avant tout, combattons la principale cause de la tuberculose : sa contagion.

Dans un rapport à l'Académie de Médecine, le professeur Grancher a résumé tous les moyens de prophylaxie à prendre pour combattre la tuberculose :

Recueillir les crachats des tuberculeux dans un crachoir de poche ou d'appartement, contenant un peu de solution phéniquée à cinq pour cent.

Éviter les poussières en remplaçant le balayage par le lavage au linge humide.

Faire bouillir le lait quelle que soit sa provenance.

Désinfection du domicile, même après un court séjour d'un tuberculeux, et aussi la désinfection des linges des literies.

En ce qui concerne la famille, l'Académie recommande aux médecins, l'application soutenue de ces mesures de défense, dès que la tuberculose est ouverte ; elle leur recommande aussi de maintenir, si possible, la tuberculose pulmonaire à l'état fermé, par un diagnostic précoce et un traitement approprié.

Pour nous, nous souhaitons ardemment que les pouvoirs publics soient armés d'une loi nouvelle, leur permettant d'exiger de tous l'application des mesures de prophylaxie de la tuberculose.

A travers la Médecine.
Notes médicales.

Notions d'électrothérapie. — De l'électricité dans la pratique médicale. — Ce qu'on doit penser de l'électrothérapie.

Invisible, impalpable, et cependant telle une fée bienfaisante, manifestant sa présence par les phénomènes les plus inattendus, l'électricité, chaque jour, écarte des yeux des savants en éveil le voile dont s'entoure sa mystérieuse puissance.

Parce que l'éducation scientifique imparfaite n'avait pas encore affiné leurs sens, l'électricité ne se révéla qu'incomplètement aux chercheurs du passé.

L'électricité et ses courants démontrés scientifiquement par la pile de Volta, ne devait pas demeurer une simple constatation physique d'une force de la nature jusqu'a lors incomprise.

Des expérimentateurs tels que Galvani, Faradey et surtout Duchenne, de Boulogne, étudièrent les effets physiologiques et l'action des courants sur le corps humain.

Avec Remack, Renolds, Béclard, Tripier, d'Arthuis et enfin Charcot, les effets physiologiques des courants électriques furent appliqués au traitement de certaines affections.

Il faut l'avouer cependant, jusqu'en 1881, ce fut en souriant que bien des praticiens, et des plus distingués, accueillirent les prétentions de l'électricité à pénétrer sur le terrain officiel de la thérapeutique.

Au Congrès d'électricité, en 1881, l'électrothérapie reçut droit de cité parmi les savants.

Aujourd'hui, l'électricité n'est plus un moyen empirique, plus ou moins habilement manié; c'est un agent physique, dont on est parvenu à connaître les formes, la puissance, dont on mesure l'intensité, la force, la résistance.

Ce dont il faut se pénétrer, surtout, c'est de la forme protéique même de l'électricité et l'électrothérapie n'est devenue véritablement une science que du jour où les expérimentateurs ont su appliquer à une lésion organique d'un ordre particulier, une réaction électrique d'un ordre correspondant.

Un courant continu sera d'un effet nul, par exemple, sur une affection que combattront efficacement les effluves de la machine statistique. Les courants galvaniques, par contre, peuvent réussir là où la faradisation ne donnera aucun succès.

En un mot, pour que l'électricité médicale devienne de l'électrothérapie, il faut savoir assouplir chacune de ses manifestations aux modifications correspondantes de l'organisme malade.

Notre intention, en vulgarisant quelques modestes notions d'électricité médicale, n'est point de vouloir faire de l'électrothérapie, une panacée universelle.

L'électricité n'a pas et ne peut avoir la prétention de renfermer en elle-même toute la thérapeutique médicale chirurgicale. Ce rôle exclusif et charlatanesque ne lui appartient pas. Ses droits à la confiance du praticien et des malades ne doivent avoir pour base que l'utilité certaine de son intervention, nettement scientifique, dans les états morbides les plus divers.

L'électricité est du domaine des nouvelles découvertes, aujourd'hui utilisées en thérapeutique.

Après les séries d'expériences et d'observations publiées par des praticiens éminents, tels que Onimus, Débédat, Apostali, Boudet, la médecine officielle elle même a rendu justice aux pouvoirs thérapeutiques de l'électricité. Avec Vigoureux, à Paris ; Bergonié, à Bordeaux ; l'électrothérapie avait déjà droit d'asile dans les hôpitaux.

Les remarquables travaux du professeur d'Arsonval sur les courants alternatifs et sur la voltaïsation sinusoïdale, ses recherches et celles du docteur Charrin sur l'influence de l'électricité sur les toxines et les bacilles, ne permettent plus d'envisager l'électricité comme un agent agissant par suggestion. L'électrothérapie étant basée sur des données scientifiques, réclame des connaissances spéciales de celui qui veut l'utiliser. Là est la vérité.

Aujourd'hui, dans les cliniques, dans les hôpitaux et à la Faculté de médecine elle-même, des cours d'électrothérapie et de radiographie font partie de l'enseignement.

Dégagée des préjugés, envisagée sous son véritable jour, l'électrothérapie doit donc, désormais, nous apparaître comme une arme nouvelle, destinée à enrichir l'arsenal de la thérapeutique.

En toute conscience, ne convient-il pas d'étudier et de tenir pour familière une méthode qui nous prête son aide pour guérir ou soulager la souffrance ?

L'électrothérapie est la science qui sait utiliser les mille manifestations de l'électricité : courants faradiques, courants galvaniques, courants statiques de haute fréquence, sinusoïdaux, etc., et les appliquer, pour des raisons déterminées, à des états pathologiques définis.

L'élément mystérieux, connu sous le terme général d'électricité, peut être mesuré, dosé en quantité, en tension, en résistance, en force électro-motrice.

Nous ne pouvons, ici, donner que quelques indications élémentaires sur les unités, dites électriques, admises définitivement au Congrès des électriciens, en 1881.

L'ampère pour l'intensité ou quantité d'électricité qui traverse un conducteur sans tenir compte de la durée.

Les unités électriques pratiques sont :

Le coulomb, pour la quantité d'électricité débitée en une seconde par un courant d'un ampère.

Le ohm, par la résistance que présente au passage de l'électricité une colonne de mercure de un millimètre carré de section et de un mètre de longueur à 0°.

Le volt, pour la force électro-motrice ou force qui lutte contre le retour à l'état d'équilibre électrique des corps électrisés.

Dans la pratique médicale, on peut utiliser les réactions de l'électricité sur l'organisme de deux façons différentes :

1° Dans les recherches expérimentales de certains signes pathologiques, aidant au diagnostic des maladies, surtout des affections du système nerveux ; c'est l'électro-diagnostic ;

2° Dans l'emploi, en thérapeutique même, des effets des courants sur les états morbides ; c'est l'électrothérapie proprement dite.

En 1879, le docteur Vigoureux, en montrant que la résistance aux courants électriques était différente chez l'homme malade et chez l'homme sain, a établi les premières données scientifiques de l'électro-diagnostic.

Vigoureux, Charcot, Jolly, Seglas, Caxtex ont utilisé la variation de la résistance dans le diagnostic des maladies nerveuses.

Charcot mettait au rang des symptômes primordiaux la diminution de résistance dans le goître exophtalmique.

Dans l'hystérie, dans l'épilepsie, dans la folie alcoolique, dans la mélancolie, la résistance paraît augmenter. Dans la neurasthénie, elle paraît diminuer.

En un mot, l'augmentation ou la diminution de l'excitabilité électrique par les courants faradiques ou galvaniques, correspond presque toujours à des états pathologiques déterminés.

Ces notions très succinctes étant acquises, nous allons aborder maintenant le rôle de l'électricité en thérapeutique.

Au risque de nous répéter, nous le déclarons encore, il ne faut pas réclamer de l'électricité médicale plus qu'elle peut donner. Prétendre qu'on peut guérir toutes les maladies par l'électricité est une interprétation très vague, malheureusement utilisée par des empiriques plus ou moins intéressés.

Refuser, par contre, à cette même électricité, une action toujours bienfaisante, parfois même la seule efficace dans un nombre limité d'affections, c'est faire preuve de mauvais vouloir ou d'ignorance.

Nous renfermant dans un cadre très restreint, nous ne ferons connaître que les applications de l'électricité médicale les plus courantes.

Nous mettrons en lumière des faits vérifiés par l'expérience, et partant, absolument sûrs.

Les affections nerveuses, avec l'école de la Salpêtrière, Charcot et ses élèves, ont été les premières à bénéficier du secours de l'électrothérapie. Toutes les affections du système nerveux sont, dans une certaine mesure, justiciables de l'électricité.

Si le traitement des paralysies, par exemple, dépend surtout de la lésion qui les a engendrées, l'électricité agit toutefois toujours contre le trouble fonctionnel lui-même : dans les paralysies toxiques, dans la deuxième période de la paralysie infantile ou période de régression, dans les paralysies périphériques fonctionnelles, paralysies trau matiques ou autres. — La paralysie faciale est le type des névrites, dont le traitement nous intéresse ici.

Le courant continu ou le courant faradique, sont utilisés dans l'électrothérapie de la paralysie faciale.

Avec le courant continu, on débute par une intensité de 3 à 5 milliampères traversant les fosses auriculo-mastoïdiennes. Dans la suite, à la périphérie, on traite les muscles et les branches nerveuses en appliquant un électroïde derrière la nuque ou derrière l'oreille ; l'autre électroïde se déplace sur les points de la face. L'intensité du courant est augmentée jusqu'à 10 milliampères.

Dans l'emploi du courant faradique, on se sert de bobines à gros fil, avec intermittence rare et intensité moyenne ; on agit avec beaucoup de prudence pour éviter les contractures.

La neurasthénie est une des affections nerveuses, dans lesquelles le traitement électrique a une influence des plus heureuses.

On a essayé, dans la neurasthénie, la franklinisation, la galvanisation et la faradisation.

Actuellement. l'expérience a démontré que c'est à la franklinisation ou électricité statique que l'électrothérapie devait s'adresser dans cette névropathie.

L'électricité statique est une électricité de tension obtenue par le frottement de deux plateaux d'ébonite ou de verre tournant en sens inverse : machine Carré ou de Winshurst.

L'électricité statique est donnée sous forme de bain électro-statique, de douche. de souffle d'étincelles, de frictions.

Vigoureux fait de l'électricité statique, le traitement de choix de la neurasthénie.

La sensation éprouvée par le malade soumis au bain statique. est comparable à un vent frais ; elle est due au frottement des couches d'air électrisé qui se déplacent à la surface de la peau. Les molécules d'air, électrisées par contact, sont incessemment repoussées.

Le bain peut être positif ou négatif. Pour quelques auteurs. tels que Stein et Larat, le bain positif est calmant et le négatif excitant ; pour Vigoureux, Benedictow. Eulenburg, l'effet serait le même dans les deux cas.

Chez le neurasthénique, le bain statique rétablit l'équilibre du système nerveux ; il fait disparaître l'excitation et la dépression ; il ramène le sommeil. Darsonval et Damian ont démontré l'influence de l'électricité statique sur la nutrition elle-même, sur l'augmentation des combustions de l'excrétion de l'urée.

Les maladies par ralentissement de la nutrition, l'arthritisme, la goutte, le rhumatisme, le diabète, l'obésité sont tributaires de l'électrothérapie depuis les remarquables travaux du professeur d'Arsonval sur les courants de haute fréquence.

Les courants alternatifs, de forme sinusoïdale, à très grande fréquence, ont fait le sujet des leçons du professeur d'Arsonval, au Collège de France, en 1890.

Un appareil spécial, composé d'une bobine de Rhumkorff, de bouteilles de Leyde se déchargeant périodiquement dans des solénoïdes, peut donner des oscillations électriques variant entre 200.000 à un million par seconde.

M. d'Arsonval, en 1898, dans une communication (Archives de physiologie), a décrit les effets physiologiques des courants de haute fréquence, page 247.

« On peut utiliser, de deux façons différentes, les cou-
« rants de haute fréquence : 1° soit en leur faisant tra-
« verser directement les tissus qu'on veut soumettre
« à leur action; 2° soit en plongeant ces tissus dans l'in-
« térieur du solénoïde, mais sans aucune communication
« avec lui.

« Au point de vue physiologique, les effets sont sensi-
« blement les mêmes dans les deux cas. Voici les princi-
« paux.

« 1° Action nulle sur la sensibilité générale et sur la
« contraction musculaire. C'est le phénomène le plus
« frappant. On a des courants capables de porter à l'in-
« candescence une série de lampes électriques. Ces lam-

« pes, placées entre deux personnes complétant le cir-
« cuit, s'allument sans que l'on ressente aucune impres-
« sion sensorielle. Si le courant est très fort, on éprouve
« simplement un peu de chaleur aux points d'entrée et de
« sortie du courant.

« J'ai pu faire traverser mon corps par des courants
« de plus de trois mille milliampères, alors que des cou-
« rants, d'une intensité dix fois moindre, seraient extrê-
« mement dangereux si la fréquence, au lieu de 500.000 à
« 1 million par seconde, était abaissée à cent, comme
« cela a lieu pour les courants alternatifs industriels ».

Le docteur Apostoli, à l'Académie des sciences, a mon
tré, dans un rapport très détaillé, les résultats obtenus
par l'application des courants de haute fréquence ou au-
toconduction ;

« La plupart des malades, qui ont bénéficié très nette-
« ment de ces soins, sont des ralentis de la nutrition :
« arthritiques, goutteux, rhumatismaux, glycosuriques.
« etc.

« Chez presque tous, une amélioration très marquée a
« été acquise, mais ceux qui ont éprouvé le plus grand
« bienfait sont, surtout, des arthritiques présentant des
« phénomènes soit articulaires, soit névralgiques.

« Dès les premières séances, avant même toute in-
« fluence locale apparente ou toute action sur la sécrétion
« urinaire, c'est l'état général qui a été tout d'abord heu-
« reusement influencé, et voici le schéma d'ensemble
« de l'amélioration symptomatique, telle que nous l'avons

« notée au jour le jour, en faisant abstraction des nuan-
« ces qu'a pu comporter chaque cas particulier :

« *Restauration des forces ;*

« *Réveil de l'appétit ;*

« *Retour du sommeil ;*

« *Réapparition de la gaieté et de l'énergie au tra-*
« *vail.*

« *Sédation de certains malaises nerveux ;*

« *Marche plus aisée, faciès meilleur, etc.*

« En résumé, les faits nombreux que nous avons ob-
« servés depuis un an, nous permettent d'apporter, dès
« aujourd'hui, une confirmation clinique nouvelle aux
« découvertes physiologiques de M. Darsonval, sur l'ac-
« tion des courants alternatifs de haute fréquence, pre-
« nant naissance, par induction, dans les tissus. »

À côté de l'auto-conduction sinusoïdale dans le traitement des maladies de la nutrition, nous devons signaler
encore une très nouvelle application de l'électricité au
traitement de l'obésité : les bains dits de lumière.

Les premières et très encourageantes expériences, faites
en Allemagne, ont été ensuite répétées en France.

Le malade est assis dans une petite chambre de surface
polygonale. La paroi supérieure est percée d'un orifice
destiné à laisser passer la tête du sujet. Sa respiration
reste, ainsi, en rapport avec l'air extérieur. Les parois la-
térales sont recouvertes de glaces faisant, entre elles, des
angles presque droits.

Des lampes à incandescence, placées sur les parois et

reliées par groupe, projettent des rayons lumineux, réflé-
chis totalement vers le centre de la chambre, c'est-à-dire
sur le malade.

La chaleur est donc due à un rayonnement lumineux
périphérique, absolument comparable à la chaleur naturelle du soleil. Les groupes de lampes obéissent à des ma-
nettes différentes, qui permettent d'augmenter gra-
duellement la température vérifiée par un thermomètre.

La lumière projetée donne une chaleur suffisante pour
déterminer une transpiration abondante. L'obèse arrive à
perdre, sans fatigue, jusqu'à 700 grammes de son poids à
chaque bain. Le bain peut être donné trois fois par se-
maine.

L'électrothérapie intervient avec succès dans les affections du tube digestif. On s'adresse à la galvanisation, à
la faradisation, au massage de la paroi stomacale par les
vibrateurs.

Leur action sur les fibres lisses de la tunique sont indi-
quées dans certaines formes de dilatation d'estomac par
atonie.

L'électricité intervient admirablement dans l'occlusion
intestinale.

Il est des cas très graves, où l'obstruction intestinale
dépendant d'un étranglement interne, d'invagination, la
chirurgie, seule, peut intervenir ; mais, dans la majorité
des observations d'occlusion intestinale, la guérison peut
être obtenue par l'électricité.

Boudet, de Paris, est le promoteur de la méthode. On

peut, actuellement, dire qu'il convient de toujours tenter la méthode électrique de Boudet, avant d'avoir recours à une opération chirurgicale. La sonde de Boudet permet de donner un lavement, véritable conducteur de courant continu, de 15 à 40 milliampères.

Sous l'effet des contractions, une débâcle se produit, le plus souvent, après une, parfois après deux ou trois séances — à quelques heures d'intervalle.

La constipation habituelle est très efficacement combattue par les massages électriques de l'abdomen ou par les grandes étincelles d'une machine statique au niveau de la fosse iliaque droite.

En chirurgie, l'électrothérapie a un rôle des plus importants dans la gynécologie, dans les affections des voies urinaires, dans quelques petites tumeurs de la peau.

Vouloir traiter toutes les lésions de l'utérus ou de ses annexes par l'électricité, est une utopie. Nous ne parlerons donc que d'une intervention électrique, qui a fait ses preuves en gynécologie : le traitement des fibromes par le courant continu intra-utérin.

Le professeur Bouilly, le distingué chirurgien des hôpitaux de Paris, a placé la question sous son véritable jour dans les quelques préceptes suivants :

« La galvanisation doit toujours être appliquée avant « tout autre traitement :

« 1° Quand le fibrome est petit ou de moyen volume, « c'est-à-dire ne dépasse pas l'ombilic ;

« 2° Quand il est unique ou peu lobulé, sous-muqueux,
« plutôt mou que dur ;

« 3° Quand il s'accompagne de ménorrhagies ;

« 4° Quand il est avéré qu'il n'y a pas de complications
« des lésions des annexes ;

« 5° Quand la femme est proche de la ménopause ».

L'électricité est incapable de faire disparaître complète
ment un fibrome ; aussi, ne doit-on lui demander que la
suppression des deux symptômes alarmants des tumeurs
fibreuses : les douleurs et les hémorragies. Contre les
unes et les autres, elle est, souvent, toute puissante.

Dans les maladies des voies urinaires, l'hypertrophie
de la prostate a pu être améliorée et même guérie par
l'application systématique des courants polyphasés, suivant la méthode du D' Guimbail.

Le rétrécissement de l'urèthre, ce cauchemar gros de
soucis pour ceux qui en sont atteints, a trouvé sa cure
dans la méthode du D' Fort. L'électrolyse linéaire, étudiée par ce spécialiste, est maintenant d'une pratique courante, simple, sans danger.

L'électrolyse linéaire a raison d'une infirmité, jusqu'alors du ressort de la seule chirurgie.

Dans un autre ordre d'idées, nous pourrions encore
citer les succès des courants continus dans la guérison
des « nævi materni », les fameuses envies, les taches de
vin, etc.

Les angiomes, les verrues, les tatouages sont autant de

fort disgracieux stigmates du visage, que l'électrolyse peut faire disparaître.

En tant que lumière, l'électricité par l'endoscopie a doté la médecine de moyens d'investigation remarquables. Des instruments merveilleux permettent d'examiner les cavités, telles que : l'arrière-gorge, le larynx, la trachée.

Avec le cytoscope électrique, on peut explorer l'intérieur de la vessie.

La radiographie et la fluoroscopie, depuis la découverte de Rœntgen, sont d'une utilité incontestable dans bien des recherches délicates de corps étrangers, de projectiles, etc.

En quelques traits rapides, nous avons voulu esquisser les grandes lignes de l'électrothérapie moderne. Pour jeune que soit cette science, elle mérite la confiance de ceux qui ne veulent voir, en elle, qu'un médicament utile sous des formes déterminées, dans des états morbides nettement définis.

*
* *

Les Rayons X et leurs applications médicales. — Mise au point de la question.

Quatre années se sont écoulées, depuis que le D^r Rœntgen dota le monde d'une découverte qui touchait au merveilleux. Le hasard, ce génie, parfois si bienfaisant, avait guidé le savant dans ses remarquables recherches scientifiques.

Dans ses travaux de laboratoire, Rœntgen se servait d'une petite lampe électrique, dite ampoule de Crookes.

Un jour, au cours de ses expériences sur les rayons lumineux, le docteur eut l'idée d'entourer d'un manchon noir imperméable l'ampoule de Crookes.

L'appareil fut mis en fonctionnement, mais les rayons lumineux, arrêtés par l'enveloppe protectrice de la lampe, ne manifestèrent pas leur présence : l'obscurité la plus profonde régna dans le laboratoire.

Rœntgen plaça alors, à quelque distance, un écran enduit de platinocyanure de barium et, tout à coup, surgit des ténèbres une lueur fluorescente dont l'éclat, à chaque décharge électrique, illuminait l'écran. L'ampoule de Crookes était l'unique foyer de lumière : de la gaine qui la renfermait, nul rayon visible ne pouvait s'échapper, mais il en sortait des rayons invisibles, obscurs, inconnus jusque-là. Une lumière nouvelle, ayant le surnaturel pouvoir de traverser les corps opaques, venait de se révéler sur l'écran. Le professeur allemand donna aux rayons obscurs le nom de rayons X ; la science les a déjà nommés, avec raison, rayons de Rœntgen.

Comme beaucoup d'autres découvertes, celle-ci fut la conséquence de recherches nullement poursuivies dans ce but. Tout en rendant hommage au labeur de Rœntgen, on ne doit pas oublier le rôle de ses devanciers. Ceux-ci avaient préparé le terrain, en étudiant l'action de l'électricité dans le vide.

Gessler et Crookes s'étaient inspirés des expériences de l'abbé Nollet et de Marat, le Conventionnel. Le principe de la nouvelle méthode d'investigation est celui-ci : Un courant électrique, passant dans une ampoule de verre complètement close, le vide ayant été fait à un millionième d'atmosphère, produit une lumière douée de la propriété de traverser des corps opaques. L'élément essentiel, destiné à fournir les rayons X, est donc l'ampoule de Crookes. L'ampoule est un appareil à la fois très difficile à construire et très fragile à manipuler. Si l'air n'est pas assez raréfié, l'éclairage est peu intense ou insignifiant ; si le vide est absolu, il ne se produit rien.

On a déjà construit, avec l'aide de diverses machines à faire le vide, une grande variété de tubes de formes plus ou moins bizarres. En général, on utilise une sorte de globe muni d'un prolongement purement cylindrique hermétiquement clos, dans lequel pénètrent les deux tiges métalliques destinées à recevoir le courant, l'anode et la cathode.

Le courant électrique, utilisé ici, n'est pas un courant quelconque. Son intensité est déterminée, sa production dépend d'appareils qui, depuis la découverte, ont subi déjà de nombreux perfectionnements.

Le courant peut dériver de plusieurs sources différentes. Quelques opérateurs emploient une machine électro-statique, à laquelle ils adaptent directement l'ampoule ; on utilise aussi des machines de Holtz, de Carré, de Wimshurst, de Tœpler-Hirchmann : plusieurs modèles puissants ont été construits dans ce but. L'usage de ces machines présente des inconvénients ; aussi leur préfère-t-on des sources électriques plus constantes, avec lesquelles on alimente un appareil d'induction.

Le dispositif le plus simple, est la pile primaire au sulfate de cuivre ou au bichromate de potasse : elle engendre, elle-même, l'électricité exigée par la bobine de Rumkhoff, ce procédé peu pratique. Les piles secondaires ou accumulateurs sont plus commodes ; elle permettent d'emmagasiner et de transporter une grande quantité d'électricité fournie par une dynamo-électrique.

On peut, enfin, se servir directement du courant continu d'une dynamo électrique, pris sur le secteur de 110 volts d'un courant de ville : à l'aide d'un rhéostat, on alimente, à son gré, la machine d'induction reliée à l'ampoule. Ce procédé est incontestablement le plus commode et le plus employé dans les villes. Il donne cependant un éclairage un peu inférieur à celui de bons accumulateurs.

Quant à la machine d'induction, elle fut d'abord fournie par l'ancienne bobine de Rumkhorff, qui ne tarda pas à subir de nombreuses modifications.

On possède actuellement des transformateurs, qui permettent d'éviter les grandes pertes d'énergie, déterminée par l'ancienne bobine : les transformateurs peuvent être munis d'un condensateur et d'un interrupteur à mercure. Les modèles perfectionnés permettent d'avoir de très nombreuses oscillations, et, partant, une image presque aussi fixe qu'avec la machine statique.

Le tube, à vide, est relié aux deux pôles du transformateur qui, avec une étincelle de 35 centimètres, donne un excellent résultat.

Lorsque le courant passe, l'ampoule prend une coloration verte et envoie ses radiations dans toutes les directions.

Pour examiner un objet directement, on le placera entre le tube et l'écran, enduit de platino-cyanure de potassium, sur lequel on projettera, dans l'obscurité, l'image des objets opaques, les corps étrangers, les os et les tissus les plus épais. On fait ainsi de la radioscopie.

Si l'on veut avoir une image persistante, on remplacera l'écran par une plaque photographique, protégée des rayons lumineux ordinaires, par une enveloppe de papier ou de carton : on obtient alors une radiographie après développement du cliché.

La lumière, qui nous baigne, qui nous entoure, qui nous éclaire, se compose de rayons de différentes espèces : les uns, rayons colorés visibles, se laissent pénétrer par nos yeux de simples mortels ; les autres, dits rayons obscurs, demeurent invisibles. Ce sont faits connus depuis long-temps. Mais ce que nous ignorions absolument, c'était le pouvoir de ces rayons obscurs.

Du fond de son laboratoire, alors que plongé en quel-que muette contemplation, il considérait les phénomènes électriques, un fait providentiel prouvait au professeur Rœntgen que les rayons obscurs ont la propriété de tra-verser les corps opaques. La médecine et la chirurgie ne devaient pas tarder à bénéficier de cette découverte. Après quelques essais timides, et grâce aux perfectionne-ments de la méthode, la photographie à travers les corps opaques allait devenir un puissant auxiliaire de diagnos-tic médical.

Aujourd'hui, les faits sont concluants. Dans un prochain article, nous parlerons de nombreuses affections dont le diagnostic peut être éclairé par les rayons X.

Avec la découverte de Rœntgen, la science venait de conquérir une nouvelle force : il fallait la dompter, la soumettre, l'adapter aux besoins des recherches expéri-mentales.

Dans sa première communication sur les rayons X, Rœntgen avait déclaré « que si l'on tient la main entre « l'appareil de décharge et l'écran, l'on voit l'ombre du

« squelette osseux se détacher en sombre sur la silhouette
« plus claire de la main ».

Cette simple constatation devait donner naissance à
l'étude de la radioscopie et de la radiographie.

Rœntgen à Wartzbourg, Voller à Hambourg, Bertin,
Sans et Allard, à Montpellier, Oudin, à Paris, obtinrent
les premiers des photographies d'objets rendus invisibles
par des enveloppes protectrices.

Les expériences, de plus en plus nombreuses, permirent
d'apporter à la pratique des rayons X, les perfectionne
ments nécessaires. Actuellement, la photographie à tra
vers les corps opaques est un puissant auxiliaire du diagnostic médical et chirurgical.

Pour utile que soit l'aide de la nouvelle méthode, son
rôle est de demeurer la très humble servante de ce sens
médical tout spécial, sorte de double vue, que donne au
clinicien la pratique de son art.

Dans la radiographie, on peut, tour à tour, examiner les
tissus, les os, les organes profonds, les lésions ou les
corps étrangers, siégeant dans leur épaisseur.

Le squelette peut être examiné par transparence et
radiographie. Les mains, les pieds, les bras, les jambes
donnent des images très nettes, permettant de distinguer
les différentes parties d'un os et de sa structure ; les
grosses articulations, le bassin sont vus moins nettement.

La radiographie demande une très grande habitude de
la part de l'opérateur. Le Dr Mignon, dans un très

remarquable ouvrage sur l'étude anatomo-clinique de l'appareil respiratoire par les rayons de Rœntgen, explique fort bien l'éducation préalable nécessaire au médecin, qui veut utiliser les rayons X.

« Il faut d'abord, dit cet auteur, étudier les résultats
« que donne un sujet normal, et savoir quels sont les
« points de l'organisme, susceptibles de donner des om-
« bres. Il faut connaître aussi la valeur relative de ces
« ombres ; elles ne sont pas toutes de la même intensité :
« les os donnent une teinte foncée, les poumons sont pres-
« que complétement traversés, tandis que le larynx se
« profile en une demi-teinte.

« Lorsqu'on a examiné un certain nombre de sujets
« sains, l'œil s'habitue à ce qu'il doit voir. Cette éducation
« demande elle-même des précautions. Supposons que
« nous soyons dans la chambre noire, devant l'écran fluo-
« rescent, nous ne voyons, d'abord, que très peu de chose ;
« puis l'accommodation de l'œil se produisant, en raison
« de l'obscurité ambiante, les taches apparaissent de plus
« en plus nettes, de plus en plus nombreuses dans l'ordre
« de leur intensité ».

Lorsqu'on a habitué son œil aux rayons X, et que l'on sait examiner le thorax en général, on devra chercher à localiser, avec le plus de précision possible, les taches qui apparaissent, qu'elles soient normales, pathologiques ou dues à des corps étrangers.

Dès le mois de mars 1896, Buguet et Gascard (Académie des sciences, 30 mars 1896) ont montré qu'on pouvait déterminer, à l'aide des rayons Rœntgen, la profondeur à laquelle siège un corps étranger dans les tissus.

Pour cela, on emploie deux tubes ou un seul, portant un diaphragme percé de deux trous. La droite, qui joint les deux sources, sera placée dans le plan facilement connu du corps à examiner ; on mesure la distance des sources et leur distance commune à la plaque. Après l'impression des images, on constate la présence de deux pénombres, dont on mesure la distance ; par un calcul très simple on peut, à l'aide de ces données, connaître la distance qui sépare le corps étranger de la plaque, c'est-à-dire sa profondeur dans les tissus.

Makensie Davidson indique un procédé à peu près analogue, permettant, au moyen de trois plans et sans formule mathématique, de localiser d'une façon précise la position d'un corps opaque dans l'organisme.

Un autre moyen, malheureusement un peu compliqué, a été imaginé par MM. Remy et Contremoulin (*Bull. de l'Acad. de médecine*, 30 mars 1897) ; il permet de déterminer par la méthode de Laussedat, la position d'un projectile, par rapport à trois points fixes pris à l'extérieur ; un appareil spécial permet d'arriver au but plus aisément.

Le chercheur de projectiles de Contremoulins a la forme de l'instrument, appelé par les sculpteurs, compas des praticiens ; il se compose de quatre branches, dont trois sont fixes et disposées de manière à s'appliquer chacune sur l'un des points de repère.

Pour un corps étranger à la tête, ceux-ci seront marqués sur la face, l'un au front, les deux autres sur les orbites, au moyen de petites demi sphères métalliques, imperméables aux rayons X. Pour conserver jusqu'au moment de l'opération, la trace de ces repères, un tatouage indélébile les marquera sur la peau. On adapte des appareils radiographiques spéciaux à la tête du sujet, préalablement rasée ; ceux-ci seront scellés au moyen de toile plâtrée, de façon que, pendant la longue pose exigée par la radiographie, les mouvements du malade n'altèrent pas les rapports de sa tête avec les appareils.

Lorsqu'on a construit les figures géométriques fournies par les différentes projections des corps opaques, il ne reste plus qu'à placer l'instrument au niveau des trois points de repère connus. La quatrième branche, flexible en tous sens, porte un tube au travers duquel glisse une tige mousse ; on oriente cette branche et l'on fait glisser la tige, de telle sorte que son extrémité vienne s'appliquer sur le schéma, au sommet de la quatrième colonne : ce point correspond au centre du projectile.

On a cherché des procédés plus simples, dont un, inventé par Mergier, a été employé par Péan pour extraire deux projectiles du crâne. (Acad. de médecine, 7 décembre 1897 et 1ᵉʳ mars 1898).

Il consiste à placer, entre la région à radiographier et la plaque, deux fils métalliques se croisant à angle droit : ils donnent deux lignes perpendiculaires se croisant au milieu de l'épreuve. Donnant aux fils plusieurs positions successives dans le même plan, on note sur la région les points de croisement des fils, on peut obtenir ainsi, horizontalement et verticalement, une série de points de repère qui, par leurs rapports avec le corps étranger, sont très utiles pendant l'opération. Ce procédé est plus simple, mais aussi moins précis, que le précédent.

Plus récemment encore, Morize (Acad. des sciences. 31 janvier 1898), a fait connaître un nouveau procédé pour les mêmes recherches. Pendant qu'on examine, par exemple, le thorax d'un malade à l'écran fluorescent, on marque sur la surface du corps, à l'aide de deux disques de plomb adhésif, les deux extrémités de la ligne ,ui passerait par le corps étranger ; puis on fait la même chose pour une autre ligne croisant la première. Les deux disques, deux par deux, ne donnent avec le corps étranger qu'une seule image ; tous les quatre forment donc un quadrilatère, dont l'intersection des diagonales indique le plan de la balle.

Telles sont les principales méthodes employées pour déterminer la position d'un corps étranger opaque dans l'organisme ; il est évident qu'elles pourraient servir aussi bien à localiser une lésion petite et nettement caractérisée.

Dans notre précédent article, nous avons montré combien était délicate la pratique même de la radioscopie. Nous pouvons passer en revue. maintenant, les différentes applications de la méthode aux sciences médicales.

Le diagnostic des affections pulmonaires peut être aidé

par la radioscopie. Entre toutes, la tuberculose est redevable de grands services aux rayons Rœntgen.

En France, le professeur Bouchard, en décembre 1896, a présenté à l'Académie des sciences, le résultat de ses recherches. Il a constaté chez tous les tuberculeux, examinés à l'aide de l'écran, l'ombre des lésions pulmonaires ; son siège était en rapport avec les délimitations fournies par les autres méthodes d'exploration.

« Chez un malade, les signes généraux et la toux fai-
« saient soupçonner un début de tuberculisation ; mais
« l'examen de l'expectoration ne montrait pas de bacilles,
« et les signes physiques ne permettaient pas de porter
« un diagnostic certain ; la radioscopie a montré que le
« sommet de l'un des poumons était moins perméable, et,
« quelques jours après, l'auscultation, comme l'examen
« bactériologique, ne laissaient pas le moindre doute.
« Il était, dès lors, permis de conclure que dans les mala-
« dies du thorax, la radioscopie donne des renseigne-
« ments de tous points comparables à ceux de la percus-
« sion. L'air pulmonaire, qui se laisse traverser par les
« rayons de Rœntgen, sert de caisse de renforcement aux
« bruits de la percussion. Quand l'air est chassé du pou-
« mon, plus ou moins complètement, par un liquide
« épanché ou par un tissu morbide, infiltré, la clarté ra-
« dioscopique du thorax diminue ou fait place à une obs-
« curité plus ou moins complète ; en même temps, la so-
« norité normale s'atténue et peut être remplacée par la
« submatité ou par la matité absolue ». (Dr Mignon).

Après Bouchard, le professeur Potain, à l'Académie des sciences, M. Garrigou, à l'Académie des sciences, en 1897 ; M. Bécière, à la Société des hôpitaux, en 1895 ; MM. Kelsch et Boinon, à l'Académie de médecine, en 1897 ; le Dr Mignon, le Dr Williams, en Amérique, le Dr Maragliano, en Italie, ont établi dans de nombreux travaux, les relations qui unissent la matité et l'opacité aux rayons de Rœntgen.

La pleurésie avec épanchement, les kystes hydatiques du poumon, des abcès du poumon, des balles de revolver logées dans le poumon sont autant d'indications justiciables de la radioscopie.

Le cœur se projette sur l'écran, et on peut constater ses modifications, purement extérieures, ses déplacements, son hypertrophie.

Un point très important à signaler, cependant, est l'examen possible de la dilatation de l'aorte et des anévrismes de cette artère. Certes, il existe pour le diagnostic des anévrismes des signes pathognomoniques qui sont familiers au praticien ; cependant, la situation anatomique de quelques anévrismes modifie, parfois, les symptômes habituels.

L'épreuve radiographique peut avoir raison d'un doute.

L'estomac est représenté, sous la voûte du diaphragme à gauche, par une tache assez claire, dont la forme est très variable, suivant l'état de vacuité, de distension simple ou de dilatation de l'organe.

Au point de vue abdominal, il faut bien avouer que la technique manque encore de précision ; toutefois, on expérimente, à l'heure actuelle, un certain nombre d'instruments destinés à porter sans danger, dans l'intérieur du corps, un foyer de production des rayons X. Dans l'étude des fractures, des luxations, les chirurgiens peuvent être très nettement fixés par la radioscopie sur l'état des fragments osseux, sur les rapports des surfaces articulaires avant et après l'application d'un appareil.

A titre de curiosité, on peut citer des observations d'éclairage du rein et de la vessie, qui ont décélé la présence de calculs. La possibilité d'un pareil examen réclame, et un gros volume de la part du calcul, et une composition chimique spéciale.

Les phosphates sont facilement radioscopés — les urates, par contre, se laissent presque complètement traverser.

La médecine légale, la physiologie, la bactériologie ont utilisé les rayons de Rœntgen.

Lortet et Genoud, à Lyon, ont étudié l'action des rayons X sur le bacille de Koch.

Achard, de Paris, a communiqué à la société de médecine des hôpitaux, en 1897, des faits positifs d'action microbicide des rayons X. Ce sont là expériences encore nouvelles, mais qui donnent un légitime espoir.

Demander à la radioscopie la guérison des maladies, serait une utopie. On doit lui conserver un rôle prépondé-

rant parmi les moyens d'investigation que la médecine
utilise chaque jour. Elle peut puissamment contribuer à
rendre clair un diagnostic douteux, elle peut venir en
aide aux souffrances humaines et, pour jeune que soit
la méthode, elle mérite toute notre confiance.

La Magie. — Les Sciences occultes.

Les superstitions, ces hideuses vipères,
Fourmillent sous nos fronts. où tout germe est flétri :
Nous portons dans nos cœurs le cadavre pourri
De la religion qui vivait dans nos pères.

Victor Hugo (Chants du Crépuscule).

Fille de l'ignorance et de la superstition, par un retour étrange des choses d'ici-bas, la Magie, science d'outre-tombe, renaît pleine de force et de vie dans notre siècle de progrès et de scepticisme.

La vieille sorcière fait la coquette, et, pour mieux se faire accueillir, cache ses hardes séculaires sous le manteau brillant de nos études modernes.

Déjà, au temps de la Rome antique, dans le temple de la Pythie, des prêtresses hystériques, du haut de leur trépied sacré, traduisaient, au milieu de convulsions démoniaques, le sens de voix mystérieuses entendues d'elles seules.

Plus tard, les sortilèges et la magie devinrent propriété de sorcières édentées, dont les cercles sur le sable frappaient d'une terreur religieuse ceux qui, timides, venaient les consulter. Sorciers, magiciens, astrologues, tous gens ès-maîtres en matières occultes, virent, un jour, leur étoile pâlir au ciel, et le gibet ou le bûcher devinrent l'ingrate récompense de leurs savantes prédictions.

La religion, la première, ouvrit les yeux au peuple par trop naïf ; un jour néfaste vint, où l'homme le plus rustre ne craignit pas de rire à la barbe imposante d'un Cagliostro : Gros Jean, ce jour-là, avait bien profité des leçons de son curé.

Depuis lors, promenées au gré des caravanes, conservées par les Tziganes basanés, ces gueux magnifiques et fiers, les pratiques de la Magie ne furent plus que jeu de diseurs de bonne aventure.

Les découvertes merveilleuses, faites dans ces dernières années, dans l'étude des maladies nerveuses, devaient faire envisager sous un jour tout nouveau, les vieilles traditions de la sorcellerie.

Les travaux sur le somnambulisme, sur la suggestion, sur l'hypnotisme, permirent de connaître à fond ce très intéressant phénomène du dédoublement de la personnalité, l'obéissance passive de notre « moi » aux ordres d'une autre volonté humaine. De la suggestion, de l'hypnotisme, on passa à une étude nouvelle, « la télépathie ou science des pressentiments ». L'ensemble de ces recherches donna naissance aux sciences dites occultes, et les sciences occultes eurent et ont, chaque jour davantage, leurs nombreux partisans.

Jusqu'à notre époque, l'Orient seul semblait être la patrie des sciences occultes. Du fond de l'Inde, les voyageurs revenaient, racontant à l'envie les miracles accomplis

par les fanatiques de Brahma. Devant un fakir prosterné
en une muette adoration, une graine, placée dans un vase
rempli de terre et recouvert d'un voile, germait à l'instant même. La graine était devenue plante sous l'influence
de quelque puissance mystérieuse, invoquée impérieuse-
ment par la volonté humaine. Le cerveau du fakir, despote volontaire d'un misérable corps, savait, se détachant
des choses terrestres, se servir des forces « non définies »
qui se meuvent autour de nous. Désormais, nous n'aurons
plus rien à envier à l'Inde. Nous avons, nous aussi, en
l'an de grâce 1896, nos magiciens et nos sorciers, nos
prophètes et nos apparitions. Le progrès transforme les
croyances sans les détruire ; toutefois, il se doit à lui-
même de leur enlever leur allure naïve, pour leur donner
une apparence scientifique. Là est bien la question et c'est
sous ce véritable jour qu'il faut l'envisager.

Notre esprit est devenu trop orgueilleux pour ne point
réclamer d'une science officielle l'explication de phénomènes extraordinaires. La science, il faut bien l'avouer, n'est
souvent qu'une pédante, qui nous berne avec des mots ron-
flants. Une théorie nouvelle, quelques épithètes étranges
sont une pâture très suffisante, semble-t-il, pour une génération plus curieuse que raisonnable. Les convulsion-
naires de Saint-Médard sont devenus, avec Charcot, des
enfants de la grande hystérie. Aux donjons en ruine,
habités par des revenants, ont succédé des maisons bour-
geoises dans lesquelles des forces psychiques exécutent
des sarabandes infernales.

Nous ne voulons pas paraître crédules, et cependant les esprits forts, eux-mêmes, discutent avec un sérieux imperturbable, les phénomènes occultes qui viennent de se passer en France. A Valence-en-Brie, toute une famille poursuivie, est martyrisée par les menaces, les insultes que hurle et vocifère une voix mystérieuse. Rodez a son prophète, jeune berger qui, dans une prédiction extatique, indique l'endroit où gisent des sépulcres enfouis depuis des siècles. La dame noire de Tilly-sur-Seudes a des visions d'ordre divin. La voyante de la rue Paradis attire à Paris bon nombre de croyants qui, par son intermédiaire, viennent consulter l'ange Gabriel.

Pour satisfaire aux exigences de faits aussi inexplicables, la magie se présente : non pas la magie de Gagliostro, oh! non, fi! mais une magie fin de siècle, qui a pour maître des docteurs, pourvus de leurs diplômes. Elle possède son école, ses élèves et sa... distribution de prix. En présence du phénomène de Valence-en-Brie, le plus curieux de tous, l'école de la sorcellerie a déclaré qu'il s'agissait d'un cas d'envoûtement. Au Moyen Age, on sait qu'il était commun de prendre une statuette à l'effigie d'un ennemi et de la piquer au cœur : la personne, ainsi blessée en image, et à distance, ne tardait pas, pensait-on, à être atteinte d'une plaie mortelle. Nous regardons comme une légende les sinistres divertissements de Catherine de Médicis ; mais, toute stupéfiante qu'elle soit, la croyance à l'envoûtement est à l'ordre du jour. Notre intention n'est pas de faire la critique des vraies sciences occultes. Il suffit de lire l'admirable ouvrage du colonel de Rochas : « Les « forces non définies », pour croire à l'existence des forces insoumises inconnues, et qui se meuvent pourtant autour de nous. A l'ombre des sciences occultes, et, c'est là le danger, se glissent les pratiques bâtardes de la sorcellerie et de la magie modernes. Visionnaires, voyantes ou prophètes ne sont souvent que pauvres têtes folles. Miroirs à alouettes que tout cela et qui finiront par attirer à eux les faibles d'esprits. Jamais la folie n'a fait tant de victimes, jamais le suicide n'a ouvert tant de tombes.

Nous arrivons, en cette fin de siècle, à une période où l'esprit humain semble vouloir s'envoler hors des bornes que lui assigne la raison, notre orgueil démesuré, etc.). Cette ambition inassouvie de sonder l'invisible vient de ce que notre monde a trop vécu. L'homme n'est plus satisfait par les simples faits qui tombent sous les yeux ; l'analyse détruit la raison.

Un sot rougirait aujourd'hui de croire à une religion, devant laquelle s'inclinait un héros de l'histoire. Toute une génération ricana à la croyance d'un être suprême, Dieu de bonté et de miséricorde. Elle crut de bon ton de calquer son visage sur le masque ridé du sceptique Voltaire. Au scepticisme du célèbre écrivain, ne pouvaient succéder que le doute ou le désespoir.

Les poètes, les sensibles, avec Musset, avec Hugo, ne purent que gémir qu'on eût tant pris de plaisir à arracher

de leurs yeux le voile de l'illusion, pour les placer face à
face avec le doute :

> Je vous dirai qu'en moi j'interroge à toute heure
> Un instinct qui bégaye, en mes sens prisonnier,
> Près du besoin de croire un désir de nier
> Et l'esprit qui ricane auprès du cœur qui pleure !
> Le doute ! mot funèbre et qu'en lettres de flammes
> Je vois écrit partout, dans l'ombre, dans l'éclair,
> Dans l'azur de ce ciel mystérieux et clair,
> Transparent pour les yeux, impénétrable aux âmes !
>
> VICTOR HUGO. (Chants du Crépuscule).

Le doute a mis le désarroi dans nos sens et notre esprit,
mais le fond de l'âme humaine reste toujours semblable
à lui-même. Tous, savants ou ignorants, heureux de ce
monde ou gueux sans asile, l'inconnu nous attire. Dans
les moments de solitude, l'homme s'interroge et le doute
ne lui suffit plus. De là le succès des phénomènes qui
tiennent du mystérieux ; de là la vogue de la Magie. La
religion a fort bien compris que ses propres forces s'épui-
saient chaque jour ; aussi revêt-elle, fort à propos, un
caractère de conciliation tout à fait inattendu. La religion
fait risette aux sciences occultes ! L'abbé Schnebelin est
un de nos plus distingués magnétiseurs ; c'est lui qui,
dans la maison hantée de Valence-en-Brie, va chasser les
esprits, non pas avec des prières, mais en frappant de
l'épée — dans le vide — un ennemi imaginaire ; en tirant
de la poudre... aux moineaux. En présence de tels faits,
on songe au martyre de la douce fille de Lorraine qui, en
extase, entendait les voix de son cœur lui ordonner de
sauver la patrie.

Où donc est la vérité ? Si le passé fut enfantin, le présent n'est guère sérieux. N'est-ce pas être ridiculement superstitieux, que d'attacher de l'importance à de simples observations de psychologie ?

Point n'est besoin de s'égarer en des sentiers aussi obscurs. Sur la grande route du bien, notre conscience peut nous guider ; mais pour cela, ne rougissons pas d'aimer à nous détacher parfois des brutalités de la vie. Que d'hommes d'élite ont conscience de leurs illusions et pourtant se refusent à les abandonner !

Aux enfants surtout, conservons les douces chimères. Bercez-les de croyances faciles. fussent-elles contes de fées, elles suffisent à leur imagination en éveil. Craignons le jour où, les yeux levés vers la voûte azurée, l'écolier, trop savant pour son âge, n'y cherchera plus que Cassiopée ou la Grande Ourse. Craignons ce jour, déjà proche, où l'enfant précoce sera largement renseigné sur cette... allégorie, si charmante pourtant, le ciel !

Heureux ceux qui, sans souci de toutes ces luttes de la pensée, à l'heure où du monde disparaît la foi. possèdent une tendre et sincère affection. Ceux-là sont sourds aux blasphèmes des hommes ; leurs yeux ne voient pas les temples s'écrouler sous les rires de la foule sceptique. Leur ferveur religieuse est consacrée à l'être, dont la passion, à jamais, les éloigne des luttes vulgaires de chaque jour. Heureux encore ces privilégiés : aimer, c'est presque croire, et leur bonheur les rend simples et bons.

Le Caveau de Saint-Michel à Bordeaux.

Contemple-les, mon âme ; ils sont vraiment affreux !
Pareils aux mannequins, vaguement ridicules ;
Terribles, singuliers comme les somnambules ;
Dardant on ne sait où, leurs globes ténébreux.

(*Les Fleurs du Mal.* — Les Aveugles). BAUDELAIRE.

Comme une hantise, en mon esprit vaguement s'était fixé depuis longtemps le désir de connaître ce qu'avait de fondé la légende du caveau de Saint-Michel de Bordeaux. Au hasard d'un voyage, j'ai pu satisfaire ma curiosité, et voici ce qu'en mon esprit, cet étrange pélerinage a laissé de souvenirs.

Au sortir de l'immense pont de la Bastille, à gauche, dans un faubourg, s'élève l'église de Saint-Michel : sous la tour, quelques marches à descendre et l'on se trouve dans le caveau.

Hamlet, au cimetière, tenant dans ses mains le crâne de son bouffon favori, eut, certes, une impression moins forte que le voyageur transporté au milieu de cette crypte faiblement éclairée par un falot.

En cercle le long des murs, soixante-neuf cadavres sont là, en des attitudes diverses ; soixante-neuf cadavres qui, exhumés de la terre après plus d'un siècle d'ensevelissement, apparaissent conservés, presque intacts, tels des momies.

Adossés à la muraille, l'un près de l'autre, ils vous entourent, et vous vous sentez appeuré, vous l'homme actif, l'être illusion, par la fixité étrange de leurs orbites vides.

Mais voici que, projetant la lumière d'une lanterne sur la face des morts, la cicérone, une femme, d'une voix pondérée, — la voix du métier, — vous présente les membres de la lugubre assemblée. Mes oreilles écoutent à peine. En foule, les pensées montent à mon cerveau : elles veulent faire revivre le drame, dans lequel se débatit autrefois chacune de ces statues, momies placées là, devant moi.

Un fait saillant me frappe ; la parfaite conservation de ces corps. Certes, à beaucoup d'entre eux, est applicable' la terrible devise des trappistes.

Chez ceux-là, infirmes macabres, pauvres marionnettes disloquées, le temps a commencé, comme à regret, son œuvre de destruction. Mais la plupart sont dans un admirable état de conservation.

Quelques-uns, presque intacts, possèdent jusqu'à des ongles — voire même des cheveux.

Ici, c'est une jeune fille, encore revêtue des restes d'une chemise ornée de dentelles. Là, penché en avant, les épaules déviées, un homme de haute stature semble choir vers le sol — un portefaix, me dit-on, qui serait mort écrasé sous une charge. Plus loin, étrange contraste, une pauvre petite vieille toute ramassée, toute ratatinée sur elle-même, porte, elle aussi, des débris de dentelles, vestiges de quelque capeline des temps passés.

> Ces monstres disloqués furent jadis des femmes
> Eponine ou Laïs ! — Monstres brisés, bossus
> Ou tordus, aimons-les ! ce sont encore des âmes.
>
> Baudelaire, *Les petites vieilles*.

Mais voici que, la bouche tordue, la face grimaçante, les mains crispées, en lutte contre un affreux cauchemar, apparaît un être maigrelet dont tout le corps semble torturé d'affreuses souffrances.

Un jeune homme enseveli prématurément, déclare mon barnum en jupon.

J'ai, à un tel spectacle, l'intuition forte d'une vérité. Oui, c'est bien là une misérable victime de cette monstrueuse possibilité « l'ensevelissement prématuré » qui, réveillée en l'horreur du tombeau, a dû souffrir d'une atroce agonie.

Un savant, dont la parole fait autorité, n'a-t il pas déclaré, il y a peu de temps encore, qu'en France, chaque jour parmi les ensevelis, il existait peut-être un cas de mort apparente ?

Un vieux prêtre est là, revêtu en partie d'ornements sacerdotaux : toute son attitude rappelle celle d'un bon curé de campagne, au chef un peu branlant, dormant au milieu de ses fidèles.

Plus loin, mes yeux distinguent un enfant, une mère, tenant en ses bras un nourrisson, et encore, de ci, de là un vieillard, un jeune homme, etc.

Le spectacle s'assombrit à nouveau, et insistant sur le fait, la gardienne de cet étrange demeure m'indique un groupe de neuf personnes dont l'aspect est terrifiant ; tout respire la douleur en leurs pauvres corps décharnés, et ces êtres, que l'on croit d'une même famille, ont les traits convulsés de rictus affreux. L'épouvante est peinte sur leurs lamentables visages. Leurs mains d'agonisants, projetées en avant, sont raidies dans un même geste, comme pour chasser quelque sinistre vision. Subitement, tandis qu'autour de moi, avec plus d'attention j'examine les faces de mes muets compagnons, une observation s'impose à mon cerveau : les stigmates d'une commune souffrance imprimés sur les traits de ces cadavres.

Devant ce martyrologe, inscrit sur ces misérables physionomies humaines, j'oublie tout, et le caveau de Saint-Michel, et les discussions scientifiques, voulant expliquer par des terrains arsenicaux la conservation de ces corps.

Telle une fine morsure, je sens au fond de moi-même pénétrer et prendre racine la vive impression de notre éternelle souffrance. Je poursuis mon examen : face à face ; je les revois ces soixante-neuf mystérieux inconnus sortis de leurs tombeaux. Je cherche à lire la vérité sur leurs masques tragiques ; et, toujours la peur, l'horreur, la douleur, tels sont les trois sentiments que mes sens, avides de savoir, peuvent lire sur leurs traits abominables. Cependant, en leur enquête d'outre-tombe, mes yeux étonnés se sont arrêtés, par deux fois, sur des visages impassibles — de ces deux êtres, les seuls, dont la sérénité dans la mort, fait exception, l'un m'est connu ; le vieux prêtre que j'avais déjà observé !

'L'autre, quel est-il ? Par quel prodige ont-ils échappé, tous deux aux lois de notre terrestre misère.

Dans les yeux des mourants, doivent déjà se réfléter les visions de l'au-delà. Le voile, qui dérobe à nos regards la rive lointaine, ne cache-t-il que le néant ou encore, et toujours, la souffrance ?

La prétendue sérénité de la mort, qui nous vient au seuil de l'abîme, n'est-elle qu'une douce fiction, faite pour consoler nos âmes en détresse ?

Hélas ! le vieux curé, bercé dans l'illusion des croyances éternelles, s'était endormi d'un sommeil enivré d'espérance. En son cœur naïf de croyant, l'idée des beautés immatérielles promises s'était enracinée si forte, que ses paupières à demi-closes entrevirent l'ineffable joie de l'apôtre qui retourne à son Dieu.

Les apôtres et les amants conservent seuls ce calme dans la mort.

L'autre fut donc un amant disparu en plein rêve, rêve si riant, si cher, que tout son moi, en la douceur d'aimer et d'être aimé, ignorait le reste du monde.

Et n'est-ce pas parce que l'adoration d'un idéal les éloigne des vaines discussions et des méchancetés vulgaires, que le prêtre et l'amant, le bandeau de l'illusion sur les yeux, peuvent, seuls, s'endormir du sommeil éternel, le visage empreint des reflets du bonheur ?

La Science et le Baiser.

« Puisque j'ai vu pleurer, puisque j'ai vu sourire
« Ta bouche sur ma bouche et tes yeux sur mes yeux.

. . . .

« Je puis maintenant dire aux rapides années :
« Passez ! passez toujours, je n'ai plus à vieillir
« Allez-vous en avec vos fleurs toutes fanées ;
« J'ai dans l'âme une fleur que nul ne peut cueillir ! »

(V. Hugo. *Chants du Crépuscule*).

Sur la rive lointaine, au delà de l'Atlantique, existe un pays d'où le baiser vient d'être banni — jusqu'à nouvel ordre. — Dans l'État de New Jersey, au cours d'une épidémie de grippe, de graves et estimables docteurs ont défendu aux bouches de donner le baiser, aux lèvres de s'unir dans leur naturel besoin de tendresse, Dieu nous garde à jamais d'une pareille proscription ! Certes, si les belles Américaines observent fidèlement les règles hygiéniques de leurs austères savants, que de baisers perdus pour le premier janvier ! Un semblable débat peut paraître puéril ; sachez, cependant, qu'il a fait l'objet de nombreux articles. Vous en cherchez le prétexte ? Il est tout au moins étrange, si non très positif...... le microbe !!! Méticuleux savants, bientôt ils ôteront à la nature tout ce qu'elle peut avoir d'adorable pour ne nous en montrer

que les vilains aspects. Certes, le progrès a le droit de
nous présenter la vérité toute nue, mais encore cette nudité
doit-elle être gracieuse ! La déesse Vérité, sortant d'un
puits dépouillée de tout voile, n'avait nullement une apparence effroyable ; bien au contraire : la vision d'une aussi
charmante divinité n'offrait aux regards rien de déplaisant.
Pourquoi vouloir sans cesse nous faire toucher du doigt
les imperfections de notre misérable existence ? Nous le
savons, Messieurs les savants, les lèvres les plus suaves
ne nous caressent souvent que pour mieux nous blesser ;
mais qu'importe ! point n'est besoin d'antisepsie en cette
affaire. Le mal qui tue peut guérir aussi et personne ne
songe à s'en plaindre. Comme les roses, leurs sœurs, les
lèvres ont des épines. Notre meilleure défense est encore
l'illusion ; laissez-nous le baiser, dont nous ne pouvons
nous passer. C'est un langage subtil, c'est l'expression
du bonheur et de la joie, c'est le témoignage d'une sincère et douce affection. Poètes ! arrachez-vous les cheveux ;
car, il est admis que vous en avez tous, vous qui chantez
les bévues des papillons prenant pour des fleurs entr'ouvertes les lèvres de vos dames. Amoureux de la lyre, du
haut de leurs fauteuils séculaires, de nobles et vénérables
destructeurs de microbes brandissent sur vous l'ana-
thème. Que parlez-vous de papillons ! des bacilles habi-
tent les corolles de vos fleurs vivantes.

Notre vanité nous égare, le matérialisme ne peut suf-
fire à la nature ; un peu de poésie est nécessaire. Elle est
née sur la montagne antique, près du ciel bleu, et ce sera

toujours de ce côté que nos regards se tourneront. N'en déplaise à tous les terroristes armés de microscopes, les lèvres conserveront leur rôle de charmeuses éternelles. Aux discussions des Vadius et des Trissotin, on répondra encore par des éclats de rire. Molière, ressuscitant en l'an de grâce mille huit cent quatre-vingt-seize, serait bien étonné de trouver que les descendants de ses héros ressemblent traits pour traits à leurs ancêtres. Le..... fuyez le baiser — ne peut-il pas faire pendant au cri du célèbre faux dévot :

Couvrez ce sein, que je ne saurais voir.

Chaque année, le premier jour est comme un rappel des temps heureux de l'âge d'or. L'humanité se fait meilleure, les hommes oublient leurs chagrins et leurs haines et, du tout petit au vieillard, c'est un échange de souhaits heureux. Oh ! les baisers, les bons baisers que l'on se donne. Plaignons les absents, les éloignés, les disparus à qui, au jourd'hui, un baiser sincère aurait apporté la consolation. Oh! la chère, la très chère chose, que les caresses des lèvres qui calment, qui font fuir le chagrin ! Plaignons-les, les cœurs durs, les insensibles, convaincus ou hypocrites qui n'ont plus le pouvoir d'éprouver ces douces émotions.

Plaignons aussi les délaissés, les tristes, dont l'âme en deuil se sent privée à jamais des tièdes caresses du passé.

Un mystère, sans doute, a traversé leur vie, un malheur a bouleversé leur existence. Seuls, dans la chambre solitaire, en une vision douloureuse, ils entrevoient le bonheur disparu. Ils songent, cependant, que leurs yeux errent, çà et là, sur les cartes d'amis... de rencontre, ou d'indifférents aux petites trahisons, aux petites infamies dont leur pauvre cœur a saigné chaque jour.

Le baiser nous reste, pouvait-il en être autrement? Talisman magique, il pourra encore donner la force et le courage, réveiller l'énergie d'un être sans espoir : il pourra encore nous aider à bien vivre; au besoin, nous exhorter à bien mourir. Oh ! vous, les mères, les mamans chéries! votre amour maternel ferait vite justice de toutes ces discussions, car vous êtes la naturelle bonté. Qu'y-a-t-il de plus doux au monde, Madame, qui que vous soyez, si vous êtes mère, que les baisers joyeux de vos enfants? Aujourd'hui, ils vous les prodigueront et vous les leur rendrez largement. Comme hier, comme demain, toujours le baiser sera jeune et vivant, mais.....

Nous l'avons, en dormant, Madame, échappé belle.

TABLE DES MATIÈRES.

III. — A travers la médecine. Notes médicales.

DÉSACIDIFIE
à SABLE : 1994

Châteauroux. — Imp. P. Langlois et Cᵉ.

EN VENTE

\ LA

SOCIÉTÉ D'ÉDITIONS SCIENTIFIQUES

4, RUE ANTOINE DUBOIS, PARIS VIe

PETITE ENCYCLOPÉDIE MÉDICALE

Collection de volumes in 18 raisin, cartonnés à l'anglaise 5 fr.

1. **Hygiène de l'oreille,** *soins préventifs contre les affections,* avec 5 figures dans le texte, par le Dr MOUNIER.
2. **L'Art d'administrer les médicaments aux enfants,** par le Dr Paul COUSNET.
3. **Abus de l'Hygiène et des médicaments,** *ou Moyens anti-hygiéniques de se conserver la santé,* par le Dr Jacques NATTES.
4. **Guide pratique pour le traitement des maladies de l'oreille,** par le Dr J. BARATOUX, avec 13 fig. dans le texte.
5. **L'Hygiène et le traitement du diabète,** par le Dr E. MONIN.
6. **Guide pratique pour le traitement des névroses,** par le Dr LAURENT.
7. **Les Teignes, leur traitement,** par le Dr BUTTE.
8. **Hygiène et salubrité de l'Ecole,** *ou Traité d'Hygiène scolaire,* par le Dr Raoul LAFFON.
9. **Hygiène et traitement de l'Arthritisme,** par le Dr Maxime LEJEUNE.
10. **Les certificats médico-légaux usuels,** par le Dr Louis VIDAL, avocat.
11. **Hygiène des fiancés,** par le Dr J. NATTES.
12. **Les accidents de la première dentition,** par P. POINSOT.
13. **Skiascopie,** applicative à l'examen des conscrits, par le major BILLOT.
14. **Nourrices sur lieu. Conseils aux jeunes mères,** par le Dr H. DUDLET.
15. **Hygiène de l'enfance et de l'adolescence,** par le Dr E. VERRIER.
16. **Hygiène et traitement des maladies de la peau,** par le Dr E. MONIN.

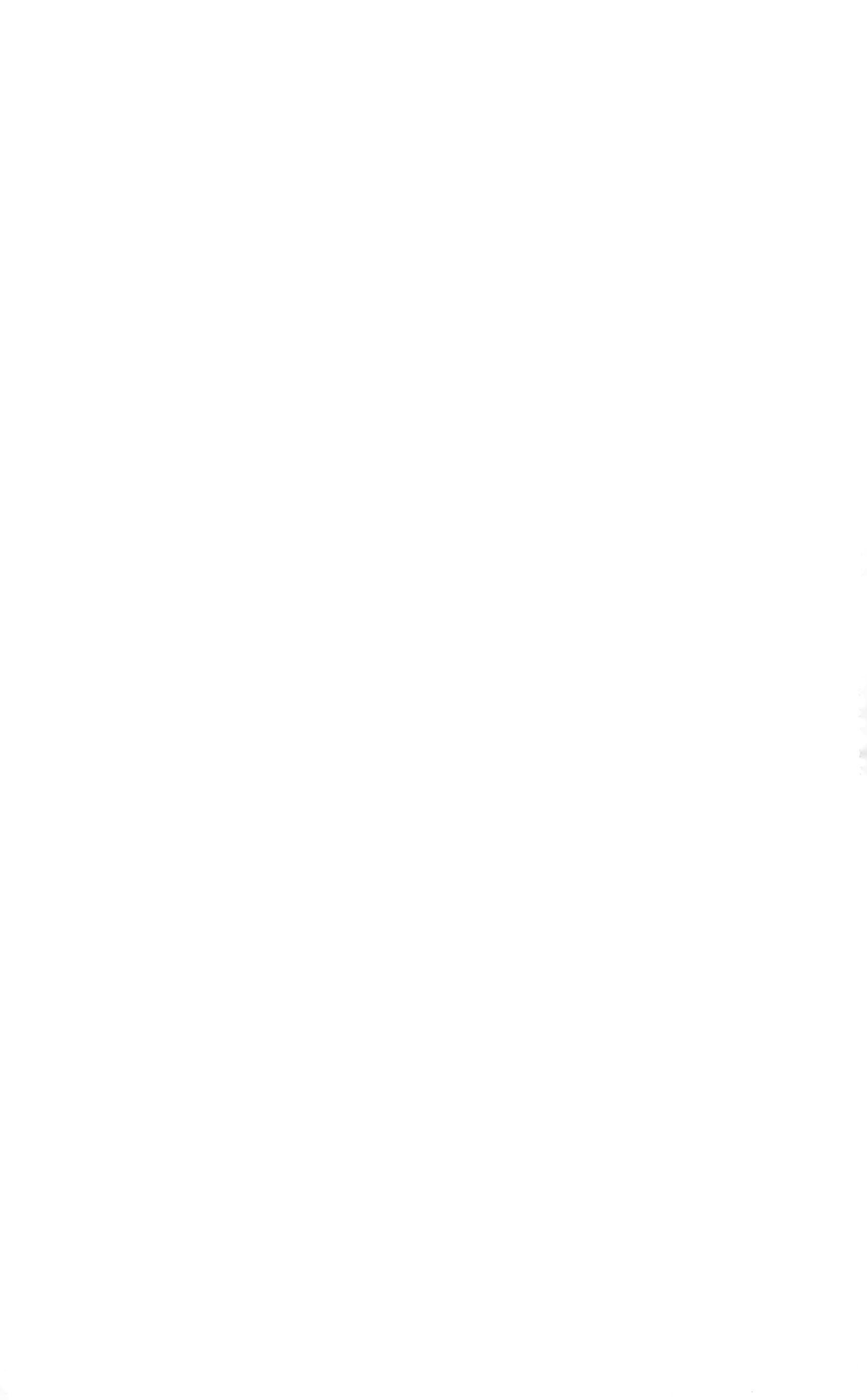

www.ingramcontent.com/pod-product-compliance
Ingram Content Group UK Ltd.
Pitfield, Milton Keynes, MK11 3LW, UK
UKHW021647170726
13836UKWH00005B/2447